*Quando
a gravidez
não acontece*

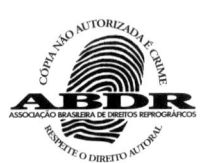

P289q   Passos, Eduardo Pandolfi
         Quando a gravidez não acontece / [autores] Eduardo
      Pandolfi Passos, Isabel C. Amaral de Almeida, Paulo A. Peres
      Fagundes ; [colaboradores] Djalma Sperhacke ... [et al.].
      – Porto Alegre : Artmed, 2007.
      112 p. : il. ; 21 cm.

      ISBN 978-85-363-0819-7 ou 85-363-0819-2

      1. Reprodução – Fertilização – Infertilidade. I. Título.
    II. Almeida, Isabel C. Amaral de. III. Fagundes, Paulo A. Peres

CDU 612.663

Catalogação na publicação: Júlia Angst Coelho – CRB 10/1712

EDUARDO PANDOLFI PASSOS • ISABEL C. AMARAL DE ALMEIDA
PAULO A. PERES FAGUNDES E COLABORADORES

Quando a gravidez não acontece

PERGUNTAS E RESPOSTAS SOBRE INFERTILIDADE CONJUGAL

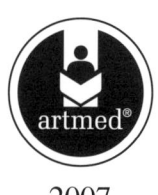

2007

© Artmed Editora S.A., 2007

Capa: Tatiana Sperhacke

Preparação de original: Bianca Taís Zanini

Leitura final: Heloísa Stefan

Supervisão editorial: Letícia Bispo de Lima

Editoração eletrônica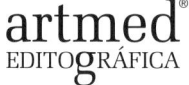

Reservados todos os direitos de publicação, em língua portuguesa, à
ARTMED® EDITORA S.A.
Av. Jerônimo de Ornelas, 670 - Santana
90040-340 Porto Alegre RS
Fone (51) 3027-7000 Fax (51) 3027-7070

É proibida a duplicação ou reprodução deste volume, no todo ou em parte,
sob quaisquer formas ou por quaisquer meios (eletrônico, mecânico, gravação,
fotocópia, distribuição na Web e outros), sem permissão expressa da Editora.

SÃO PAULO
Av. Angélica, 1091 - Higienópolis
01227-100 São Paulo SP
Fone (11) 3665-1100 Fax (11) 3667-1333

SAC 0800 703-3444

IMPRESSO NO BRASIL
PRINTED IN BRAZIL

Autores

Eduardo Pandolfi Passos – Médico ginecologista e obstetra. Livre-docente pela UNIFESP. Professor da Faculdade de Medicina da UFRGS. Diretor da Clínica SEGIR – Serviço de Ecografia, Genética e Reprodução Humana – Porto Alegre, RS.

Isabel C. Amaral de Almeida – Médica ginecologista e obstetra. Diretora da Clínica SEGIR – Serviço de Ecografia, Genética e Reprodução Humana – Porto Alegre, RS.

Paulo A. Peres Fagundes – Médico ginecologista e obstetra. Diretor da Clínica SEGIR.– Serviço de Ecografia, Genética e Reprodução Humana – Porto Alegre, RS.

Djalma Sperhacke – Médico anestesiologista.

Eglon Augusto Dutra Pithan – Médico urologista.

Elizabeth Obino Cirne Lima – Bióloga. Doutora em Bioquímica pela UFRJ. Professora da Faculdade de Veterinária da UFRGS.

José Roberto Goldim – Biólogo. Professor de Bioética da UFRGS e da PUCRS. Doutor em Medicina.

Juliana Luzardo Rigol Chachamovich – Enfermeira-obstetra. Mestre em Ciências Médicas pela UFRGS.

Mariana Saikoski Faller – Bióloga. Mestre em Ciências Médicas pela UFRGS. Embriologista da Clínica SEGIR – Serviço de Ecografia, Genética e Reprodução Humana – Porto Alegre, RS.

Sérgio Galbinski – Médico ginecologista e obstetra. Mestre em Medicina pela UFRGS.

Autores

Suzana de Azevedo Záchia – Enfermeira-obstetra do Hospital de Clínicas de Porto Alegre. Mestre em Ciências Médicas pela UFRGS.

Sylvia Nabinger – Assistente social. Doutora em Direito de Família pela Universidade de Lyon. Terapeuta de casal e família. Consultora da Clínica SEGIR – Serviço de Ecografia, Genética e Reprodução Humana – Porto Alegre, RS.

Taísa Mattiazzi Ferreira – Bióloga. Embriologista da Clínica SEGIR – Serviço de Ecografia, Genética e Reprodução Humana – Porto Alegre, RS.

Verônica Petersen Chaves – Psicóloga do Juizado da Infância e da Juventude de Porto Alegre. Especialista em psicoterapia da infância e da adolescência. Mestre em Psicologia do Desenvolvimento pela UFRGS.

Este livro é dedicado a todos os casais inférteis que nos procuraram ao longo de muitos anos de trabalho na área da Reprodução Assistida. Muitos conseguiram realizar seus sonhos de paternidade e maternidade, outros não, mas aprendemos com todos, vivenciando conjuntamente suas alegrias e frustrações.

Esperamos que este livro possa ser uma contribuição no entendimento da infertilidade conjugal.

Boa leitura!

Os autores

Prefácio

O diagnóstico e o tratamento da infertilidade representam um difícil capítulo na medicina social. O fato de que não se possa fazer o diagnóstico de infertilidade sem antes esperar pacientemente a gravidez representa um obstáculo à fácil compreensão das causas e dos tratamentos propostos para melhorar o prognóstico do casal subfértil.

Nos últimos anos, as técnicas de procriação médico-assistidas diminuíram drasticamente o número de casais "sem esperança"; entretanto, introduziram o grave problema da gravidez múltipla iatrogênica, o qual hoje se tenta resolver com esquemas de medicações mais suaves para a estimulação ovariana e com a transferência de um único embrião nos ciclos de FIV/ICSI. Mais recentemente, a possibilidade de diagnosticar anomalias genéticas nos embriões antes de sua implantação trouxe novas oportunidades para se evitar a transmissão de anomalias genéticas presentes na mulher ou no seu parceiro.

Este livro, de fácil consulta, é útil aos casais com problemas de infertilidade e representa também uma preciosa ajuda para os profissionais da medicina e de outras áreas da saúde, envolvidos com uma complexa e delicada atividade informativa.

Prof. Dr. P.G. Crosignani
Diretor do II Instituto de Clínica Obstétrica
e Ginecológica da Universidade de Milão
Ex-Presidente da Sociedade Européia
de Reprodução Humana e Embriologia

Sumário

1 INFERTILIDADE 15
Principais causas 15
Investigação 16

2 INFERTILIDADE FEMININA 19
Fisiologia da reprodução feminina 19
Causas de infertilidade feminina 20
   Alterações hormonais 20
   Idade e reprodução 20
   Síndrome dos ovários policísticos 24
   Doença inflamatória pélvica 26
   Ligadura tubária e reversão 29
   Endometriose 30
   Miomatose uterina 34
   Menopausa precoce 36
   Câncer e infertilidade 36

3 INFERTILIDADE MASCULINA 39
Fisiologia da reprodução masculina 39
Análise do sêmen 40
Causas de infertilidade masculina 41
   Alterações hormonais 41
   Alterações espermáticas 42
   Alterações genéticas 43
   Alterações imunológicas 44

Sumário

Infecções sexualmente transmissíveis   45
Varicocele   46
Cirurgias – vasectomia   47
Câncer e infertilidade   48

4 INFERTILIDADE SEM CAUSA APARENTE   51

5 REPRODUÇÃO ASSISTIDA   53
Inseminação artificial   53
Fertilização *in vitro*   56
Injeção intracitoplasmática de espermatozóide   62
Diagnóstico genético pré-implantacional   64
Congelamento de oócitos   66
Congelamento de sêmen   66
Congelamento de embriões   67
Ovodoação   68
Gestação substitutiva   69

6 ABORTAMENTO DE REPETIÇÃO   71

7 ACONSELHAMENTO GENÉTICO   75

8 MÉTODOS DIAGNÓSTICOS POR IMAGEM EM MEDICINA REPRODUTIVA   79
Ultra-som em reprodução assistida   80
   Monitorização da resposta ovariana   80
   Monitorização da resposta endometrial   80
   Captação de oócitos guiada pelo ultra-som   81
   Transferência embrionária   82
   Ultra-som com Doppler   82
   Ultra-som tridimensional   82

Sumário

9 ASPECTOS PSICOLÓGICOS E INFERTILIDADE   85

10 ADOÇÃO   87

11 ÉTICA E REPRODUÇÃO   91

12 HÁBITOS DE VIDA E FERTILIDADE   95

ANEXO: RESOLUÇÃO DO CONSELHO FEDERAL DE MEDICINA   99

ÍNDICE   105

1 Infertilidade

A chance de um casal fértil engravidar é de 15 a 25% por mês. Após um ano de tentativa, a taxa cumulativa de gestação será de aproximadamente 80%. Dessa forma, infertilidade é definida como a incapacidade de obter gestação após 12 meses de relações sexuais sem o uso de qualquer método contraceptivo. Após esse ano, é recomendável que o casal busque atendimento médico para identificar se existe uma causa definida. Mulheres que estão tentando engravidar e têm mais de 35 anos devem iniciar a investigação para infertilidade já após seis meses de tentativa. Além disso, quando o casal já sabe que possui alguma causa definida para infertilidade, como endometriose severa ou atrasos importantes no ciclo menstrual, não há razão para postergar a investigação.

Estima-se que aproximadamente 15% dos casais irão investigar infertilidade.

Principais causas

Podemos dividir as causas de infertilidade em quatro grupos:

1. Fatores tubo-peritoneais: seqüelas de doença inflamatória pélvica e endometriose.
2. Fatores masculinos: alterações no número, na motilidade e na morfologia dos espermatozóides.
3. Fatores hormonais: distúrbios da ovulação, síndrome dos ovários policísticos, alterações nas dosagens de prolactina e de hormônios tireoidianos.
4. Fatores desconhecidos: quando a investigação não identificou o fator causador da infertilidade.

Investigação

> ● Quem mais freqüentemente apresenta problemas de infertilidade – o homem ou a mulher?

Embora historicamente tenha sido considerada um problema feminino, a infertilidade é multifatorial e pode envolver ambos os parceiros. Aproximadamente 40% envolvem fator feminino, 30% fator masculino e em 20% há uma combinação dos dois. Em cerca de 10 a 15% dos casos, a causa de infertilidade permanece inexplicada.

Investigação

> ● Qual é o primeiro passo na investigação da infertilidade?

O primeiro passo deve ser uma história detalhada e o exame físico. Na mulher, histórico de infecções sexualmente transmissíveis, doença inflamatória pélvica ou apendicite podem sugerir doença tubária. Irregularidade menstrual, saída de secreção láctea pelos mamilos ou fogachos (ondas de calor) podem indicar disfunções hormonais. Já as menstruações muito dolorosas ou dor nas relações sexuais podem sugerir endometriose.
Já para o homem, histórico de infecções sexualmente transmissíveis, abuso de fumo, álcool ou drogas ilícitas, presença de varicocele ou procedimentos cirúrgicos em testículo ou bolsa escrotal no passado podem sugerir fatores masculinos relacionados à infertilidade.

> ● Quais exames são solicitados para investigar a infertilidade?

Inicialmente, são solicitadas ultra-sonografia transvaginal – para avaliar a cavidade uterina, procurando identificar miomas ou pólipos, bem como avaliar as dimensões e a morfologia ovarianas –, dosagens hormonais e pesquisa para clamídia (bactéria sexualmente transmissível e bastante associada com lesão tubária). Para o homem, um espermograma, com o objetivo de avaliar quantidade de espermatozóides, morfologia e motilidade, também costuma ser solicitado. Após esses exames iniciais, a avaliação das tubas

Infertilidade

uterinas será realizada, através de raio X contrastado (histerossalpingografia) ou laparoscopia.

O que é histerossalpingografia?

Histerossalpingografia (HSG) é um exame radiológico em que um líquido contrastado é injetado no interior da cavidade uterina, devendo preenchê-la e percorrer o trajeto das tubas. Esse exame é utilizado para verificar a permeabilidade tubária e para avaliar se há miomas, pólipos ou outras anormalidades no interior do útero.

Em qual fase do ciclo deve ser realizada a histerossalpingografia?

A HSG deve ser realizada no período compreendido entre a parada da menstruação e a ovulação, ou seja, entre o 7º e o 13º dia do ciclo menstrual.

O que são videolaparoscopia e vídeo-histeroscopia?

São procedimentos realizados em ambiente cirúrgico com o uso de cânulas de pequeno diâmetro que são introduzidas no abdômen, pela cicatriz umbilical, ou no útero, através da vagina, para captar imagens do útero, dos ovários, das tubas ou da cavidade uterina. Essas imagens são transmitidas para uma câmera de vídeo que permite sua visualização em uma tela. Muitos dos problemas diagnosticados poderão ser tratados no mesmo momento ou em outra data, dependendo de sua complexidade e do local onde está sendo realizado o procedimento. Tratam-se de procedimentos minimamente invasivos e, portanto, com riscos diminuídos. Por videolaparoscopia podemos detectar e, muitas vezes, tratar várias causas de infertilidade localizadas na pelve feminina, como endometriose, aderências, cistos, miomas e obstruções tubárias. Por vídeo-histeroscopia, a avaliação e o tratamento abordarão problemas internos do útero, como pólipos e miomas.

2 Infertilidade feminina

Fisiologia da reprodução feminina

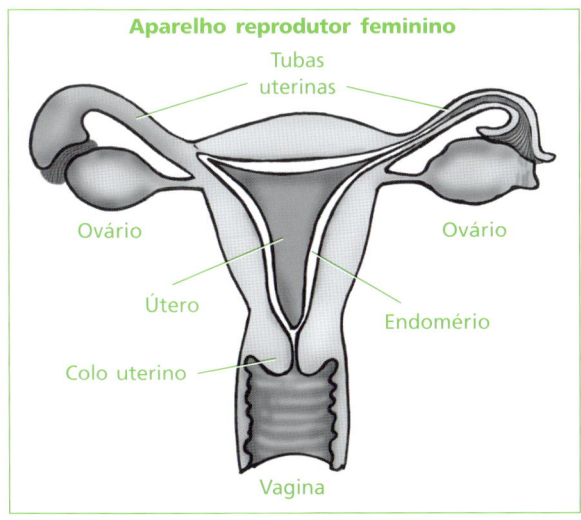

A mulher nasce com todos os oócitos e, ao longo de sua vida, eles são desenvolvidos e liberados (ovulação) ou entram em atresia (atrofia).

No início do ciclo menstrual, os ovários são estimulados por meio do hormônio folículo-estimulante (FSH), e vários oócitos iniciam o desenvolvimento, sendo que um cresce mais do que os outros e assu-

Causas de infertilidade feminina

me a dominância. Os demais entram em atrofia. Esse oócito, ao se desenvolver, forma uma imagem de cisto vista na ultra-sonografia: o folículo ovulatório. Assim, um folículo, ao atingir 20 mm, está prestes a se romper, liberando o oócito. Isso acontece após a liberação do hormônio luteinizante (LH). Ao mesmo tempo em que esse folículo está crescendo, ele produz estradiol, que é um hormônio que atua sobre o tecido interno do útero – o endométrio. Esse endométrio cresce e se prepara para receber o oócito fertilizado pelo espermatozóide.

O oócito liberado pelo ovário pode durar 24 horas. Se não for fertilizado pelo espermatozóide, não ocorrerá a gravidez, e o endométrio que foi preparado recebe essa mensagem, descamando 14 dias após a ovulação, constituindo a menstruação.

Portanto, em termos reprodutivos, o oócito dura 24 horas e o espermatozóide, até 72 horas. Assim, um casal tem um período muito curto para obter gestação durante o ciclo menstrual.

Causas de infertilidade feminina

Alterações hormonais

As alterações hormonais que podem determinar infertilidade geralmente têm relação com a ausência de ovulação. Essas alterações são, na sua maioria, conseqüência de má função ovariana e, mais raramente, de malfuncionamento de outras glândulas que podem interferir na ovulação, como tireóide (hipotireoidismo), hipófise (aumento de prolactina) e adrenal (aumento de produção de hormônios masculinos. Assim, podemos ter uma mulher que não ovula e, conseqüentemente, não menstrua ou que, mesmo ovulando, pode ter alteração na qualidade do oócito e do endométrio.

Idade e reprodução

> ⊸● O fato de a mulher adiar a gestação contribui para a infertilidade?

A postergação da gestação vem tornando-se bastante comum nas culturas ocidentais por inúmeras razões: a introdução de métodos

Infertilidade feminina

contraceptivos eficazes e seguros proporcionou à mulher maior poder de escolha sobre o momento ideal para engravidar e o fato de muitos casais optarem por adiar a gestação até que estejam estáveis econômica e profissionalmente. Além disso, a alta escolaridade que as mulheres adquirem hoje e sua inserção crescente no mercado de trabalho também podem estar contribuindo para o adiamento das gestações. Ademais, observa-se um número em expansão de segundos casamentos, com a formação de novas famílias.

Embora gestações em mulheres próximo dos 50 anos sejam ocasionalmente relatadas, existe um decréscimo na fertilidade com o avançar da idade. Existem estudos para avaliar a fertilidade demonstrando que 11% das mulheres não mais concebem após os 34 anos de idade, 33% não mais engravidam após os 40 e 87% são inférteis após os 45 anos. Esses estudos mostram a curva decrescente da fertilidade feminina e como ela se acelera após os 40 anos.

● Por que a fertilidade declina com o avançar da idade?

Seguem os cinco principais motivos:

1. Os oócitos estão presentes desde a vida embrionária. Ao nascimento, uma mulher possui, em média, 2.000.000 de oócitos. Já na puberdade, esse número baixa para 300.000. Uma mulher normal ovula entre 300 a 500 oócitos durante sua vida reprodutiva, e o restante torna-se atrófico. À medida que o tempo passa, os oócitos remanescentes no ovário também envelhecem, o que diminui a sua capacidade de fertilização e aumenta a dificuldade de implantação dos embriões.
2. O avanço da idade está associado a uma incidência aumentada de anormalidades cromossômicas, tais como a síndrome de Down, e, como conseqüência, a uma maior taxa de abortamento. O risco de uma anormalidade cromossômica em uma mulher de 20 anos é 1/500, enquanto o risco para a mulher aos 45 anos é de 1/20.
3. Problemas ginecológicos, como infecções pélvicas, lesões tubárias, endometriose, miomatose, desordens ovulatórias,

21

Causas de infertilidade feminina

entre outros, aumentam com a idade. À medida que a idade da mulher aumenta, maiores são as chances de ela ser afetada por essas condições, as quais vão interferir adversamente sobre a sua fertilidade.

4. A função sexual também pode ser afetada pela idade, com diminuição da libido e da freqüência de relações sexuais.
5. A idade também exerce um efeito deletério sobre a fertilidade masculina, embora menos evidente, alterando a qualidade seminal e a freqüência de relações. Entretanto, não existe uma idade que limite a capacidade masculina de conceber uma criança.

Como se avalia a capacidade reprodutiva de uma mulher?

O número de folículos primordiais e competentes no ovário constitui a reserva ovariana. Essa reserva pode correlacionar-se ou não com a idade cronológica. Por exemplo, em certas condições patológicas, pode haver uma acelerada perda de folículos ovarianos, independentemente da idade da mulher. Existem vários exames que permitem avaliar a reserva ovariana. Testes basais incluem as dosagens do FSH, estradiol e inibina-B, geralmente no 3º dia do ciclo menstrual. Além disso, uma ultra-sonografia transvaginal realizada nesse mesmo dia permite contar quantos folículos primordiais estarão disponíveis para serem recrutados nesse ciclo. Quanto mais baixo o número, menor a reserva ovariana.

Como se interpreta o resultado do hormônio folículo-estimulante colhido no 3º dia do ciclo menstrual?

Com o avançar da idade, os níveis de FSH tendem a se elevar como conseqüência de uma reduzida inibição estrogênica produzida pelos folículos ovarianos. Os valores de normalidade para o FSH no 3º dia variam, mas, em geral, se aceita que ele deva estar abaixo de 12 mUI/mL. As taxas de gestação decli-

Infertilidade feminina

nam quando o FSH está acima de 15 mUI/mL, e poucas gestações têm sido descritas quando o FSH é superior a 25 mUI/mL. Muitos autores têm relatado que pequenas elevações do FSH podem já sugerir um declínio da reserva ovariana, mesmo naquela mulher que apresente ciclos menstruais regulares.

Como se interpreta o resultado do estradiol?

A dosagem basal de estradiol elevada indica uma reserva ovariana diminuída.

Como se interpreta o resultado da inibina-B?

A inibina é um potente inibidor da secreção de FSH. Mulheres que, no 3º dia do ciclo menstrual, apresentam concentrações de inibina-B inferiores a 45 pg/mL têm pior reserva ovariana e pior resposta quando submetidas à fertilização assistida.

Qual é o impacto da idade materna nas taxas de abortamento espontâneo?

A principal causa de abortamentos espontâneos são as alterações cromossômicas, mais prevalentes em mulheres de idade avançada. Estudos citogenéticos de material de abortamento de mulheres com mais de 40 anos mostram que 90% das perdas estão relacionadas com anormalidades cromossômicas.

Quais estratégias podem ser usadas para melhorar os índices de gestação em mulheres com idade avançada?

– Utilização de medicamentos que estimulem a ovulação, de forma a aumentar o número de oócitos disponíveis.

Causas de infertilidade feminina

- Realização de diagnóstico genético pré-implantacional (PGD): essa técnica consiste na remoção de uma ou duas células do embrião para estudo genético, sem que haja prejuízo ao seu desenvolvimento. Identificando embriões com alterações genéticas ou cromossômicas, estes não seriam transferidos, o que melhoraria as taxas de implantação e diminuiria as taxas de abortamentos. Entretanto, tal técnica ainda não permite avaliar todos os cromossomos, podendo haver resultados falso-positivos e falso-negativos.
- Realização de ovodoação: é um procedimento em que se utilizam oócitos de mulheres jovens, os quais são fertilizados e transferidos para mulheres que possuem pouca ou nenhuma reserva ovariana ou cujos oócitos apresentam baixo potencial de fertilização.

Síndrome dos ovários policísticos

Este termo descreve um grupo de condições que leva o ovário a produzir um excesso de hormônios androgênicos (masculinos). Em muitos casos, os ovários tornam-se aumentados com muitos cistos pequenos. Os sintomas dessa síndrome incluem hirsutismo (aumento de pêlos em áreas tipicamente masculinas), acne, obesidade, irregularidade menstrual, ausência de ovulação e infertilidade.

> ⁓● Quais são os critérios para o diagnóstico da síndrome dos ovários policísticos?

- Irregularidade menstrual, com ciclos longos e anovulatórios.
- Evidências de manifestações androgênicas (excesso de pêlos, acne).
- Dosagens hormonais alteradas.
- Ultra-sonografia mostrando ovários aumentados de volume, contendo múltiplos pequenos cistos.

Infertilidade feminina

◦● Qual é o percentual de mulheres afetadas por essa síndrome?

A síndrome dos ovários policísticos é uma desordem endócrina bastante comum, sendo que aproximadamente 5% das mulheres são afetadas.

◦● Como a síndrome dos ovários policísticos afeta a fertilidade?

As mulheres com ovários policísticos ovulam de forma esporádica, o que torna difícil uma gravidez.

◦● Qual é o tratamento para a mulher com ovários policísticos que deseja engravidar?

O uso de medicamentos indutores da ovulação geralmente corrige esse distúrbio. Nas pacientes obesas e com níveis aumentados de insulina, a perda de peso e o uso de metformin também ajudam, mas aproximadamente 80% das mulheres respondem ao citrato de clomifeno. Caso não se obtenha gestação após seis meses de terapia, pode-se utilizar outros fármacos para induzir a ovulação, como as gonadotrofinas.

◦● Quais são os riscos de induzir a ovulação?

Os principais riscos são a gestação múltipla (mais de um feto) e a síndrome da hiperestimulação ovariana, na qual ocorre a formação de múltiplos cistos nos ovários e, nos casos mais graves, acúmulo de líquido na cavidade abdominal (ascite) e pleural (derrame pleural) juntamente com distúrbios de coagulação.

Causas de infertilidade feminina

Doença inflamatória pélvica

A doença inflamatória pélvica aguda é um conjunto de infecções do trato genital feminino, que inclui os ovários, o útero e, principalmente, as tubas uterinas. Estima-se que 10 a 15% das mulheres em idade reprodutiva terão um episódio de doença inflamatória pélvica.

Quem tem mais chance de apresentar essas infecções?

As mulheres de maior risco são aquelas com idade inferior a 25 anos, com múltiplos parceiros sexuais sem uso de preservativo, fumantes e que já tenham um episódio prévio de doença inflamatória pélvica.

Como se desenvolvem essas infecções?

As bactérias ascendem via vaginal e infectam a cavidade uterina e as tubas, podendo comprometer também os ovários, formando abscessos. Os microrganismos mais relacionados são a *Chlamydia trachomatis* e a *Neisseria gonorrhoeae*.

Quais são os sinais e sintomas da doença inflamatória pélvica?

Os principais sinais e sintomas são dor no baixo ventre, corrimento vaginal, sangramento uterino irregular e dor nas relações sexuais.

Qual é o tratamento para a doença inflamatória pélvica?

Após estabelecido o diagnóstico, instituem-se tratamentos com antibióticos em média por 14 dias. O tratamento cirúrgico é reservado para pacientes com abscessos tubo-ovarianos que não respondem ao tratamento clínico.

Infertilidade feminina

● Quais são as complicações mais freqüentes?

As seqüelas a longo prazo da doença inflamatória pélvica são:

- Dor pélvica crônica devido a aderências em 17 a 24% dos casos.
- Gestação ectópica (na tuba uterina) em 10% dos casos.
- Infertilidade por lesão tubária em aproximadamente 20% dos casos.

● Existe prevenção para a doença inflamatória pélvica?

A prevenção consiste em políticas de saúde que orientem os jovens sobre os riscos das infecções sexualmente transmissíveis e do sexo sem uso de preservativos. Além disso, a consulta regular ao ginecologista para rastrear e tratar infecções genitais ajudará a diminuir a incidência dessa doença.

● Qual é o risco de uma mulher ficar infértil após a doença inflamatória pélvica?

Após tratamento com antibióticos, o risco de lesão tubária permanente, levando à infertilidade, é de aproximadamente 8 a 12%. O risco dobra a cada novo episódio de doença inflamatória pélvica, de forma que a infertilidade afeta 24% das pacientes após dois episódios documentados de doença inflamatória pélvica e, aproximadamente, 40 a 54% das pacientes após três episódios.

● Qual é o risco de gestação ectópica tubária após um episódio de doença inflamatória pélvica?

Após um episódio tratado com antibióticos, o risco de gestação ectópica aumenta em 4 a 7 vezes.

27

Causas de infertilidade feminina

Quais métodos são utilizados para avaliar doença tubária e obstrução?

1. Histerossalpingografia: é geralmente o procedimento de escolha para avaliação inicial da permeabilidade tubária.
2. Ultra-sonografia transvaginal: somente visualiza as tubas se elas estiverem severamente comprometidas, com líquido em seu interior (hidrossalpinge).
3. Histerossonossalpingografia: ultra-sonografia transvaginal com a instilação simultânea de soro fisiológico para o interior da cavidade uterina. Pode-se demonstrar a permeabilidade das tubas avaliando o fluxo pelo "power-Doppler" e visualizando líquido livre na pelve.
4. Laparoscopia: procedimento cirúrgico sob anestesia geral em que, por meio de uma ótica introduzida pela cicatriz umbilical, observa-se a cavidade abdominal.

Para quem está indicada a laparoscopia?

Para pacientes inférteis que têm uma história compatível com doença inflamatória pélvica, imunofluorescência para *Chlamydia* positiva ou histerossalpingografia com alterações.

É possível realizar uma plástica nas tubas alteradas?

Em alguns casos, é possível liberar aderências que circundam as tubas e os ovários, mas as trompas dilatadas, com hidrossalpinge, são de difícil correção cirúrgica.

Quais pacientes não são candidatas à cirurgia?

Pacientes que já realizaram procedimentos de reparo tubário anteriormente e aquelas que apresentam lesões tubárias extensas não

Infertilidade feminina

são candidatas à cirurgia. Além disso, pacientes com mais de 40 anos têm chances mais baixas de engravidar após a cirurgia. Devido ao declínio da fertilidade que acompanha o avanço da idade materna, a fertilização assistida deve ser estimulada. Um único ciclo de fertilização *in vitro* oferece a mesma chance de gestação que operar e aguardar por um ano a ocorrência de gravidez.

> ● Em quem devemos considerar fertilização *in vitro*?

Em pacientes que possuem lesões tubárias importantes, hidrossalpinges ou que já foram submetidas a tratamentos cirúrgicos sem resultados.

> ● Quando está indicada a retirada das tubas em pacientes com hidrossalpinge?

O líquido acumulado no interior das tubas dilatadas pode vazar para dentro da cavidade uterina, interferindo com a implantação embrionária. Mulheres que possuem hidrossalpinge e que serão submetidas à fertilização *in vitro* obtêm melhores taxas de gestação quando submetidas à retirada das tubas alteradas antes do procedimento.

Ligadura tubária e reversão

> ● Se a paciente realizou ligadura tubária e deseja reverter, isso é possível?

Sim. As taxas de sucesso pós-reversão de ligadura dependem basicamente de três fatores: idade da mulher, localização da ligadura e extensão de tuba viável após a cirurgia. Se menos de 4 cm de tuba restaram após a cirurgia, as taxas de gestação são baixas. Se mais de 5 cm de tuba estiverem viáveis após a cirurgia, as chances de sucesso podem ser calculadas multiplicando-se os centímetros de tuba por 10. Por exemplo, se 6 cm de tuba permaneceram viáveis, as chances de gestação são de 6 x 10 = 60% de gestação em um ano de tentativa.

> **Quais exames são necessários antes de realizar a cirurgia de reversão de ligadura tubária?**

Deve ser realizado um espermograma no parceiro para excluir fator masculino concomitante, uma vez que a sua presença pode ser indicativa de técnicas de reprodução assistida. Deve também ser avaliada a cavidade uterina, bem como o perfil hormonal e a reserva ovariana da paciente.

É conveniente também realizar uma laparoscopia para avaliar as condições das tubas e da pelve, para um melhor planejamento cirúrgico.

Endometriose

Endometriose é a presença de glândulas endometriais fora da cavidade uterina. A prevalência de endometriose na população feminina gira em torno de 5 a 15%, e os ovários e o espaço retrouterino são os locais mais comuns de envolvimento. A endometriose pode ocorrer fora do ambiente pélvico, como nos pulmões, no fígado, na bexiga e no intestino.

Não está bem claro como a endometriose se desenvolve em algumas mulheres, mas várias hipóteses têm sido propostas:

1. Em 1927, Sampson sugeriu que o fluxo retrógrado de menstruação levaria o sangue menstrual das tubas para a cavidade abdominal, ocasionando o implante de células endometriais. Entretanto, muitas mulheres apresentam fluxo retrógrado na menstruação e não apresentam endometriose, o que sugere a existência de outros fatores desencadeantes.
2. A endometriose em sítios distantes, como pulmão, pode ser devida ao transporte de tecido endometrial por via sangüínea ou linfática.

3. Transformação metaplásica de outros tipos de tecido (restos embrionários) em células endometriais, o que poderia explicar o surgimento de endometriose.
4. Teoria imunológica, baseada em estudos mostrando que mulheres com endometriose tendem a apresentar com mais freqüência desordens auto-imunes, como lúpus, doenças de tireóide e alergias, também tem sido pesquisada.
5. Teoria genética: estudos têm demonstrado que parentes em primeiro grau de mulheres com endometriose têm um risco aumentado de desenvolver a doença, havendo uma base genética para a endometriose.

●Quais são os sinais e sintomas de endometriose?

A presença de endometriose pode ser suspeitada em mulheres que apresentam dor em baixo ventre e lombar, dor nas relações sexuais e menstruações muito dolorosas. Aproximadamente 4% das mulheres com endometriose apresentam sinais e sintomas urinários, como ardência, dor ao urinar e presença de sangue na urina. O envolvimento pulmonar pode causar pneumotórax, sangramento e obstrução brônquica. Aproximadamente 15% das pacientes com endometriose têm envolvimento do intestino, apresentando dor às evacuações. No entanto, existem pacientes assintomáticas. Muitas mulheres com endometriose severa não apresentam dor.

Ao exame ginecológico, essas pacientes podem apresentar dor ao toque bimanual, útero fixo e retrovertido e a presença de nódulos endometrióticos. Contudo, em muitos casos o exame físico é negativo ou inconclusivo.

●Quais são os exames complementares que podem ser solicitados?

A ultra-sonografia transvaginal e a ressonância magnética podem identificar lesões de endometriose nos ovários (endometriomas), na bexiga e no intestino, mas o diagnóstico de certeza só

31

Causas de infertilidade feminina

é feito mediante visualização cirúrgica, através de laparoscopia ou laparotomia.

● Existem exames de sangue que ajudem no diagnóstico de endometriose?

A dosagem de CA-125, que é um marcador geralmente elevado no sangue de mulheres com endometriose, tem um valor limitado, uma vez que ele também pode estar aumentado em outras situações como gestação, doença inflamatória pélvica, miomatose e câncer ovariano.

● Como a endometriose aparece na laparoscopia?

As lesões clássicas de endometriose são pontos pretos ou azulados, mas podem ser mais avermelhados, dispostos sobre as estruturas pélvicas, como ovários ou tubas. Podem ser observadas também aderências entre as estruturas. O endometrioma, ou cisto achocolatado, é um cisto endometriótico no ovário que contém no seu interior um líquido marrom-escuro.

● Existe uma classificação para endometriose?

A Sociedade Americana de Medicina Reprodutiva estabeleceu uma classificação que vem sendo adotada internacionalmente, a qual utiliza um sistema de pontos com base no número de focos de endometriose e no número de aderências:

- Estágio I: 1 a 5 pontos
- Estágio II: 6 a 15 pontos
- Estágio III: 16 a 40 pontos
- Estágio IV: mais de 40 pontos

Infertilidade feminina

• **Uma vez estabelecido o diagnóstico, quais são os objetivos do tratamento?**

Os objetivos do tratamento são:

- aliviar os sintomas;
- prevenir a progressão da endometriose;
- promover a fertilidade.

• **Quais são os tratamentos para endometriose?**

Durante o diagnóstico cirúrgico da endometriose, muitos focos podem ser cauterizados e, dependendo da extensão do processo, isso pode ser suficiente como tratamento. Existem também os tratamentos medicamentosos, que utilizam anticoncepcionais orais, progesterona isolada, danazol ou hormônios análogos do GnRH. De modo geral, todos esses tratamentos inibem o crescimento dos implantes de endometriose através da supressão dos hormônios ovarianos, levando à parada da menstruação. Os tratamentos estão associados com uma melhora nos sintomas em 45 a 65% das pacientes.

• **Existe algum tratamento medicamentoso superior em relação aos outros?**

Todos os medicamentos recém-descritos parecem ser igualmente efetivos no controle da dor pélvica e na atrofia dos focos de endometriose.

• **Quanto tempo dura o tratamento para endometriose?**

O tempo dependerá do fármaco utilizado. Por exemplo, os anticoncepcionais orais podem ser usados de forma contínua por

Causas de infertilidade feminina

longos períodos. Já os análogos do GnRH, pelo risco de induzirem osteoporose, são usados por um período de seis meses.

● Como a endometriose causa infertilidade?

A endometriose está presente em aproximadamente 35% das mulheres inférteis. As alterações anatômicas induzidas pela endometriose, causando distorção da anatomia tubária e formando aderências entre os ovários e as tubas, podem dificultar o transporte dos gametas. Naquelas mulheres que apresentam pouca alteração anatômica, o papel deletério da infertilidade parece estar relacionado a alterações na qualidade dos oócitos, dos embriões e no sítio de implantação.

● Quando está indicada fertilização assistida em endometriose?

A indicação dependerá da extensão das lesões e do dano anatômico que causaram, bem como da idade da paciente e da presença de outros fatores de infertilidade associados, como fator masculino.

Miomatose uterina

Os miomas uterinos são tumores benignos que se originam a partir das células musculares do útero. Estima-se que dois terços das pacientes com miomas sejam assintomáticas, porém os sinais e sintomas mais comumente vistos são desconforto abdominal e sangramento uterino disfuncional.

Os miomas uterinos podem ser divididos em três tipos:

– Subserosos: localizados na parte externa do útero.
– Intramurais: localizados no meio da musculatura uterina.
– Submucosos: protruem para o interior da cavidade uterina.

Infertilidade feminina

● Existe associação entre miomatose e infertilidade?

Raramente os miomas são a causa única de infertilidade, mas eles podem obstruir as tubas uterinas, dificultando o transporte de gametas. Podem também estar associados com dificuldade na implantação embrionária e com abortamentos de repetição.

● Os miomas sempre devem ser operados?

Os miomas que causam sintomas geralmente são operados. Além disso, os miomas submucosos estão mais associados com infertilidade e abortamentos de repetição. Muitos deles são acessíveis pela histeroscopia e podem ser retirados via vaginal, em um procedimento ambulatorial.

● O que é embolização de mioma?

É um procedimento novo para o tratamento do mioma. Envolve o bloqueio parcial dos vasos que o nutrem, resultando em uma diminuição do seu tamanho. Nesse procedimento, é realizado um cateterismo para visualização da artéria principal do mioma e injetada uma substância que irá obstruí-la.

● Como deve ser orientada uma paciente submetida à miomectomia com relação a futuras gestações?

Se, durante a ressecção do mioma, a cavidade uterina foi aberta, essa paciente deverá ser submetida à cesariana pelo risco de ruptura uterina durante o trabalho de parto.

Causas de infertilidade feminina

Menopausa precoce

Menopausa precoce é definida como a parada da atividade ovariana antes dos 40 anos. Uma história clínica de fogachos pode ser considerada um sinal desta condição, mas há necessidade de confirmação laboratorial. A dosagem dos hormônios FSH e LH, geralmente no 3º dia do ciclo, fazem o diagnóstico.

● Quais são as causas de falência ovariana prematura?

Muitos casos não têm causa identificável, mas as seguintes doenças auto-imunes estão associadas com essa patologia:

- Hipoadrenalismo e hipoparatireoidismo
- Doença de Addison
- Anemia perniciosa
- Diabetes melito e vitiligo
- Miastenia grave
- Tireoidite crônica linfocítica

A falência ovariana prematura com alterações das dosagens hormonais traz um prognóstico reservado para gestação. Existem poucas evidências de que altas doses de estrogênios melhorem essa condição. Se a paciente responde a altas doses de gonadotrofinas, um ou dois ciclos de fertilização *in vitro* podem ser tentados. Caso contrário, a melhor opção para obter gestação é a ovodoação.

Câncer e infertilidade

O tratamento do câncer em mulheres jovens, como linfoma, leucemia ou câncer de mama, pode interferir diretamente com a fertilidade. No passado, o principal objetivo da terapia para o câncer era a sobrevivência do paciente, independentemente das seqüelas que os tratamentos pudessem deixar. Hoje, com os recentes avanços na oncologia, as

Infertilidade feminina

taxas de sobrevivência aumentaram consideravelmente, e a qualidade de vida dos pacientes oncológicos passou a assumir maior importância para os médicos e pesquisadores. Preservar a fertilidade é atualmente um assunto importante e já é possível oferecer às pacientes com câncer a possibilidade de preservar a sua função ovariana e a capacidade de gerar filhos, sem que estas medidas venham a comprometer os seus tratamentos.

Os efeitos da radioterapia e da quimioterapia podem ser progressivos e irreversíveis sobre os ovários, levando à infertilidade. Para reduzir os efeitos negativos desses agentes, vários estudos têm sido feitos tentando levar a paciente a um estado pré-puberal com o uso de hormônios, mas os resultados ainda são contraditórios.

O que é possível oferecer hoje às pacientes jovens que iniciarão tratamentos oncológicos?

No momento, o que se pode oferecer a essas pacientes são congelamento de oócitos, congelamento de tecido ovariano e congelamento de embriões.

Quais são as taxas de gestação com essas técnicas?

As taxas de gestação utilizando embriões congelados obtidos a partir de fertilização *in vitro* são de 20,4% por ciclo. O problema é que muitas mulheres jovens com câncer ainda não têm parceiro e, embora seja possível utilizar bancos de sêmen, provavelmente esta não será a melhor opção para essas pacientes. Além disso, a realização de um ciclo de fertilização *in vitro* atrasaria o início do tratamento oncológico em pelo menos seis semanas, o que também não seria desejável ou mesmo recomendável. E, finalmente, existem várias restrições quanto ao uso de hormônios indutores da ovulação naquelas pacientes que possuem tumores com receptores para estrogênio, como alguns tipos de câncer de mama.

Causas de infertilidade feminina

Assim, o congelamento de oócitos tem tido sucesso, porém com resultados ainda muito baixos de gestação pós-descongelamento. Também é possível congelar tecido ovariano. Usando uma técnica laparoscópica, fragmentos de tecido ovariano são retirados do ovário e congelados. Quando a paciente for considerada apta para engravidar, esses fragmentos poderão ser maturados *in vitro* ou reimplantados na paciente. As principais desvantagens dessa técnica são a necessidade de uma nova cirurgia para reimplantar o tecido ovariano e a possibilidade de reimplantar um câncer microscópico.

Os resultados com essas técnicas ainda são considerados bastante baixos e mais pesquisas ainda são necessárias nesta área.

3 Infertilidade masculina

Fisiologia da reprodução masculina

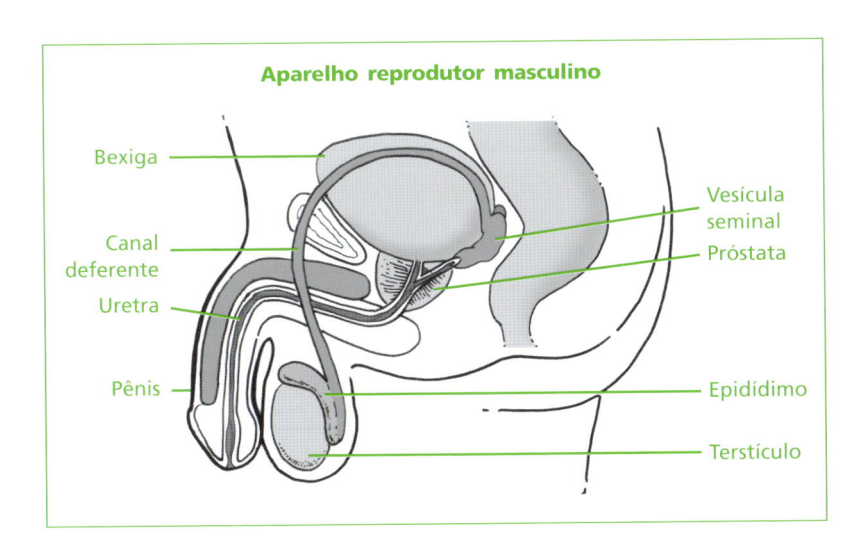

Aparelho reprodutor masculino

- Bexiga
- Canal deferente
- Uretra
- Pênis
- Vesícula seminal
- Próstata
- Epidídimo
- Tersticulo

Os testículos apresentam dois componentes diferentes: as células de Leydig, que produzem a testosterona, e as células de Sertoli (túbulos seminíferos), local onde são produzidos os espermatozóides.

Para um funcionamento adequado, esses dois componentes precisam do estímulo de hormônios produzidos pela hipófise: o hormônio folículo-estimulante (FSH) e o hormônio luteinizante (LH).

Análise do sêmen

O efeito principal do LH é estimular a síntese e a secreção de testosterona.

O FSH, juntamente com a testosterona, estimula os túbulos seminíferos a produzirem espermatozóides. Outros hormônios participam do processo de produção de espermatozóides, entre eles, a prolactina e a inibina.

Os espermatozóides são produzidos nos testículos e conduzidos pelos ductos (canais deferentes) até as vesículas seminais, que são duas glândulas situadas atrás da bexiga. Essas glândulas, além de armazenarem os espermatozóides, produzem o líquido seminal que forma a maior parte do sêmen. O ejaculado é, portanto, uma mistura de secreções proveniente, em sua maioria, das vesículas seminais e da próstata.

Análise do sêmen

Qual é a melhor maneira de se diagnosticar a infertilidade masculina?

Para diagnosticar a infertilidade masculina, o exame mais importante é o espermograma. É a análise da quantidade, motilidade e morfologia dos espermatozóides.

A padronização do espermograma segue as regras da Organização Mundial de Saúde. Os parâmetros principais são estes:

Volume: 2 mL ou mais
pH: 7,2 ou mais
Número de espermatozóides/mL: 20 milhões ou mais
Motilidade: 50% ou mais de grau A+B ou 25% ou mais de grau A

  Grau A: motilidade progressiva rápida
  Grau B: motilidade progressiva lenta
  Grau C: motilidade não-progressiva
  Grau D: ausência de motilidade

Morfologia: 30% ou mais de formas normais

Infertilidade masculina

— ● Como é feita a coleta de sêmen para exame?

O sêmen deve ser colhido por meio de masturbação. O homem deve estar com 3 a 5 dias de abstinência antes da coleta do exame.

— ● Em quanto tempo podemos esperar uma melhora no espermograma após um tratamento?

Um ciclo de espermatogênese leva em torno de 75 dias. Depois, 18 a 20 dias são necessários para que os espermatozóides percorram o epidídimo e o canal deferente. Portanto, três meses são necessários para avaliar a resposta a algum tratamento.

Causas de infertilidade masculina

Alterações hormonais

O funcionamento hormonal do homem está diretamente relacionado com uma produção adequada de espermatozóides.

Várias alterações hormonais podem contribuir com a infertilidade masculina:

- Deficiência de GnRH (hormônio liberador do FSH e LH)
- Deficiência de LH e FSH (hipogonadismo)
- Hiperprolactinemia
- Excesso de estrogênio
- Hipertireoidismo
- Hipotireoidismo
- Deficiência do hormônio do crescimento

Para uma avaliação hormonal, realiza-se a dosagem no sangue de FSH, LH, testosterona, prolactina e hormônio estimulante da tireóide (TSH).

Causas de infertilidade masculina

Alterações espermáticas

Contagens de espermatozóides abaixo de 20 milhões/mL (oligospermia) e diminuição da motilidade (astenospermia) são as principais alterações no sêmen associadas com infertilidade.

Quando ocorre ausência de espermatozóides no ejaculado (azoospermia) ou contagens inferiores a 5 milhões/mL (oligospermia severa), está indicada a realização de estudo genético (cariótipo com pesquisa de microdeleções no cromossomo Y).

O que é azoospermia obstrutiva?

É a ausência de espermatozóides no ejaculado causada por problemas obstrutivos nas vias de passagem. Pode ser congênita ou adquirida. A azoospermia obstrutiva congênita é devida à não-formação, durante o desenvolvimento embrionário, do canal deferente e/ou vesículas seminais. A azoospermia obstrutiva adquirida ocorre por traumas, infecções, vasectomia e processos compressivos (cistos).

O que é azoospermia não-obstrutiva?

É a ausência de espermatozóides no ejaculado sem causa obstrutiva, sendo relacionada à alteração na produção espermática. Pode estar associada a fatores genéticos, tóxicos, infecciosos ou alterações hormonais.

Qual é a conduta frente a um paciente com azoospermia?

Após a realização de exame clínico, laboratorial, genético e de imagem, para afastar causas hormonais e anatômicas, está indicada a realização de biópsia testicular.

Infertilidade masculina

Esse procedimento, realizado com anestesia local, consiste na retirada de pequenos fragmentos de testículo. Uma vez encontrados espermatozóides nessa biópsia, estes podem ser congelados para uso nas técnicas de reprodução assistida.

> O que fazer quando o espermograma apresenta diminuição na quantidade e/ou motilidade espermática?

Após avaliação clínica, hormonal e genética, não havendo causa identificável que possa ser tratada, os procedimentos de reprodução assistida, como inseminação artificial e fertilização *in vitro*, estão indicados.

Alterações genéticas

A incidência de anormalidades cromossômicas em homens férteis é de aproximadamente 0,5%, mas em homens inférteis estima-se que 5,8% apresentem alguma alteração.

> Quais são as alterações cromossômicas mais freqüentemente associadas com infertilidade masculina?

As anormalidades mais vistas em homens inférteis são síndrome de Klinefelter (47,XXY), trissomia do 21, disgenesia gonadal mista e genótipo XYY.

> O que é microdeleção no cromossomo Y?

Alterações na estrutura do cromossomo Y podem ser responsáveis por baixa produção de espermatozóides. Estima-se que em 8 a 18% dos homens inférteis esteja faltando uma parte desse cromossomo (deleção), determinando a infertilidade.

43

Causas de infertilidade masculina

> ● Como são feitos esses diagnósticos?

Os estudos genéticos utilizam células do paciente obtidas através de uma coleta de sangue.

> ● Qual é o exame solicitado para investigar causa genética de infertilidade masculina?

Geralmente é solicitado o cariótipo com pesquisa de microdeleções no cromossomo Y.

Alterações imunológicas

O sistema imunológico modula as reações de defesa contra agressores ao organismo. Esses agressores podem ser externos (vírus, bactérias) ou internos (células de câncer, tecidos do próprio corpo). A reação do corpo é a produção de anticorpos que vão atuar contra esses agentes.

> ● Existem anticorpos contra os espermatozóides?

Os espermatozóides são produzidos no homem, mas não são reconhecidos pelo sistema de defesa como sendo do organismo. Assim, anticorpos antiespermatozóides podem ser gerados pelo próprio organismo.
Na mulher, sendo o espermatozóide uma célula estranha, ele pode induzir à formação de anticorpos. Assim, podemos realizar testes para identificar anticorpos antiespermatozóides no homem e na mulher.

> ● Como se identifica a causa imunológica?

O exame mais conhecido é o teste pós-coital, que consiste na avaliação da motilidade dos espermatozóides presentes no muco

Infertilidade masculina

da cérvice uterina, colhido 6 a 8 horas após uma relação sexual. Uma série de exames laboratoriais permite identificar no sangue, no muco da cérvice uterina e no sêmen a presença ou não de anticorpos antiespermatozóides. Ainda, a presença de aglutinados no espermograma pode indicar a existência de alterações imunológicas. Entretanto, nenhum desses exames é absoluto, podendo haver resultados falso-positivos e falso-negativos.

~● Qual é o tratamento para os casos imunológicos?

Primeiramente, não podemos afirmar que esta situação será permanente. Na prática, a conduta dependerá da idade da mulher e de outros fatores de infertilidade que possam estar associados, mas em geral técnicas de reprodução assistida como inseminação, fertilização *in vitro* e injeção intracitoplasmática de gametas estão indicadas.

~● Quando não encontramos anticorpos antiespermatozóides, podemos afirmar que não exista causa imunológica?

Não, pois pode haver produção de anticorpos contra outros agressores ao organismo do homem e da mulher e que podem afetar os espermatozóides. Estes não podem ser identificados em uma avaliação antiespermatozóides. Esses casos são incluídos dentro da infertilidade sem causa aparente.

Infecções sexualmente transmissíveis

As toxinas dos germes agem diretamente sobre os espermatozóides, e a presença de detritos celulares na ejaculação pode alterar o meio, com modificação do tono funcional das glândulas anexas, resultando em obstrução parcial ou total da via de passagem do espermatozóide e atrofia do parênquima testicular adjacente.

Causas de infertilidade masculina

A forma de detectar uma infecção, além do exame clínico, é o estudo bacteriológico do primeiro jato urinário e do sêmen.

As infecções sexualmente transmissíveis que mais comumente afetam o homem são causadas pelos seguintes agentes: *Neisseria gonorrhoeae, Chlamydia trachomatis, Ureaplasma urealyticum, Mycoplasma hominis* e *Trichomonas vaginalis*.

Varicocele

A varicocele é a dilatação das veias ao longo do cordão espermático (estrutura que suspende o testículo). É a causa identificável mais comum de infertilidade masculina, atingindo aproximadamente 15% da população masculina.

A varicocele sempre determina infertilidade?

Não. Embora possa determinar alterações no sêmen, estima-se que somente 20 a 30% dos homens com varicocele são inférteis.

Como se faz o diagnóstico de varicocele?

Geralmente, a varicocele é identificada através do exame físico, mas métodos de imagem, como a ultra-sonografia de bolsa escrotal, também são utilizados.

Qual é o tratamento da varicocele na infertilidade?

Em alguns casos, a cirurgia de correção está indicada. Em outros, as técnicas de reprodução assistida trarão taxas de gestação mais altas e mais rapidamente.

Infertilidade masculina

Cirurgias – vasectomia

Vários procedimentos cirúrgicos podem levar a alterações na produção de espermatozóides, por causarem obstrução nas vias de passagem dos espermatozóides ou por trauma determinado pela cirurgia. Exemplos são a vasectomia e as cirurgias de próstata.

> ● O que é vasectomia?

É uma técnica de anticoncepção cirúrgica definitiva que consiste na obstrução mecânica dos canais de passagem dos espermatozóides.

> ● Quais são os principais motivos que levam o homem a procurar a reversão da vasectomia?

De acordo com estudos epidemiológicos, 8 a 12% dos homens casados entre 20 e 40 anos de idade escolhem a vasectomia como método de anticoncepção. Aproximadamente 2 a 6% desses homens buscam reversão para restauração de sua fertilidade. O principal motivo é a separação do casal, que leva ao desejo de gerar filhos com o novo cônjuge. Diversas inovações foram introduzidas na última década, e os principais avanços estão relacionados com a introdução das técnicas microcirúrgicas.

As recentes técnicas de reprodução assistida fornecem alternativas e opções complementares.

A reversão da vasectomia em geral é feita ambulatorialmente. Dependendo da complexidade do caso, a cirurgia dura de duas a quatro horas.

Análises do sêmen são realizadas no primeiro, segundo e terceiro meses de pós-operatório para avaliar o resultado.

Câncer e infertilidade

> • **Quais são as taxas de sucesso na cirurgia de reversão de vasectomia?**

O índice de retorno de espermatozóides no ejaculado é de aproximadamente 70%. As taxas de gravidez, no entanto, dependem muito da idade da parceira e da presença de fatores coexistentes que alteram a fertilidade feminina.

> • **O que fazer se a reversão da vasectomia falhar?**

Podem ser obtidos espermatozóides através de punção do epidídimo ou de biópsia testicular para serem utilizados em procedimentos de reprodução assistida.

Câncer e infertilidade

Os tipos de câncer que mais comumente afetam pacientes do sexo masculino em idade reprodutiva são câncer de testículo, doença de Hodgkin e leucemias. Nos últimos anos, devido a novos métodos de tratamento e à abordagem multidisciplinar do paciente portador de neoplasias, têm-se observado taxas de sobrevida e cura cada vez mais significativas para qualquer tipo de câncer, sobretudo para adolescentes e crianças. Entretanto, esses tratamentos freqüentemente resultam em infertilidade temporária ou permanente. Uma das preocupações dos pacientes que conseguem atingir a cura da neoplasia envolve o aspecto sexual e reprodutivo. O relacionamento sexual e a capacidade de gerar seus próprios filhos estimulam a valorização do paciente, propiciam a comunicação e a interação familiar, ajudando-o a reintegrar-se à sociedade. Dessa forma, torna-se imperativo que o médico, ao estabelecer o diagnóstico dos pacientes com câncer, leve em consideração esses aspectos e indique o congelamento de espermatozóides antes da quimioterapia, radioterapia ou cirurgia.

Infertilidade mascullina

Em pacientes com câncer, pode haver alterações nos espermatozóides antes do início da quimioterapia ou radioterapia?

Sim, existe diminuição do número e da qualidade dos espermatozóides de homens com câncer. Este achado é bem evidenciado em casos de leucemias, quando se procura congelar o sêmen antes do tratamento com quimioterapia. Nesses casos, observa-se que tais pacientes já apresentam alterações na quantidade e qualidade, embora não se saiba a causa.

Por quanto tempo é possível guardar as amostras de sêmen congelado?

Não existe um tempo definido. Após o tratamento do câncer, quando o paciente estiver liberado para tentar engravidar, será avaliado se sua contagem espermática está normal. Muitos pacientes recuperam seu potencial reprodutivo e engravidam espontaneamente, não utilizando as amostras de sêmen guardadas. Caso não haja retorno da fertilidade, o paciente poderá utilizar as amostras congeladas em procedimentos de reprodução assistida.

4 Infertilidade sem causa aparente

É um diagnóstico de exclusão, ou seja, quando os exames de rotina de investigação de infertilidade foram realizados e não foram identificadas alterações. Aproximadamente 10 a 15% dos casais inférteis recebem esse diagnóstico.

Quais são os principais mecanismos envolvidos na infertilidade sem causa aparente?

Possíveis causas incluem anormalidades na liberação do oócito ou na sua captação pela tuba, falhas de fertilização, desordens de implantação e/ou anormalidades intrínsecas dos gametas ou embriões.

Qual é a evolução natural da infertilidade sem causa aparente?

A taxa de fecundidade em casais normais e férteis é de aproximadamente 20 a 25% por ciclo. Com a conduta expectante, as taxas de gestação/mês em casais com infertilidade sem causa aparente variam entre 1,3 e 4,1%. Assim, estima-se que 60% desses casais irão conceber espontaneamente em até três anos. Esse manejo expectante deve ser discutido com os casais, especialmente se a mulher tiver mais de 35 anos.

Infertilidade sem causa aparente

> ● Quais são as opções terapêuticas para infertilidade sem causa aparente?

Afora o manejo expectante, podem ser utilizadas indução da ovulação, inseminação intra-uterina e fertilização *in vitro*. Esta última tem sido considerada bastante efetiva, principalmente quando tratamentos mais simples falharam, além de ter finalidade diagnóstica. Falhas de fertilização ou persistente má qualidade de oócitos ou embriões podem direcionar casais com infertilidade sem causa aparente para terapias mais efetivas.

5 Reprodução assistida

A reprodução assistida abrange todas as técnicas nas quais a equipe médica ajuda o casal a obter a gravidez, incluindo inseminação artificial, fertilização *in vitro* e transferência de embriões (FIV-ET), injeção intracitoplasmática de espermatozóide (ICSI), transferência tubária de gametas (GIFT), transferência tubária de zigotos (ZIFT) e transferência de embriões congelados. Todos esses procedimentos são relativamente novos para aqueles casais que não estão conseguindo engravidar por outros métodos. Embora a fertilização assistida já tenha ajudado muitos casais, ela não é a resposta para todos os casos de infertilidade. Na maioria das vezes, utiliza-se a fertilização assistida somente quando procedimentos menos complexos e menos onerosos falharam. No entanto, em certas circunstâncias, tais como idade avançada ou fator masculino severo, recomendam-se procedimentos de fertilização assistida já como primeira escolha.

Inseminação artificial

O que é inseminação artificial intra-uterina?

A inseminação artificial é um dos métodos mais comumente utilizados dentre as técnicas de reprodução assistida e é também o mais simples. O procedimento consiste basicamente na introdução de espermatozóides no trato genital feminino, de forma não-natural, facilitando sua chegada nas tubas em número adequado para a fertilização dos oócitos.

Inseminação artificial

Essa técnica apresenta-se como uma opção para o tratamento de diversas causas de subfertilidade, que variam de pequenos problemas ovulatórios a alguns problemas de fator masculino, incluindo causas desconhecidas. Ciclos com estimulação ovariana, associados à inseminação intra-uterina, vêm sendo amplamente utilizados há vários anos como tratamento para subfertilidade.

Existem diferentes tipos de inseminação artificial, dos quais o mais utilizado é a intra-uterina (IIU), mas todos eles têm a mesma finalidade: aproximar o espermatozóide do oócito, transpondo um obstáculo feminino ou melhorando-se a quantidade e a qualidade dos espermatozóides.

Como é realizada a coleta do sêmen?

Na maioria das vezes, o sêmen é coletado por masturbação em um "copo" estéril, que é fornecido pelo laboratório. Isso pode ser feito na sala de coleta do consultório ou em casa (é importante que o material esteja no consultório no máximo uma hora após a coleta).

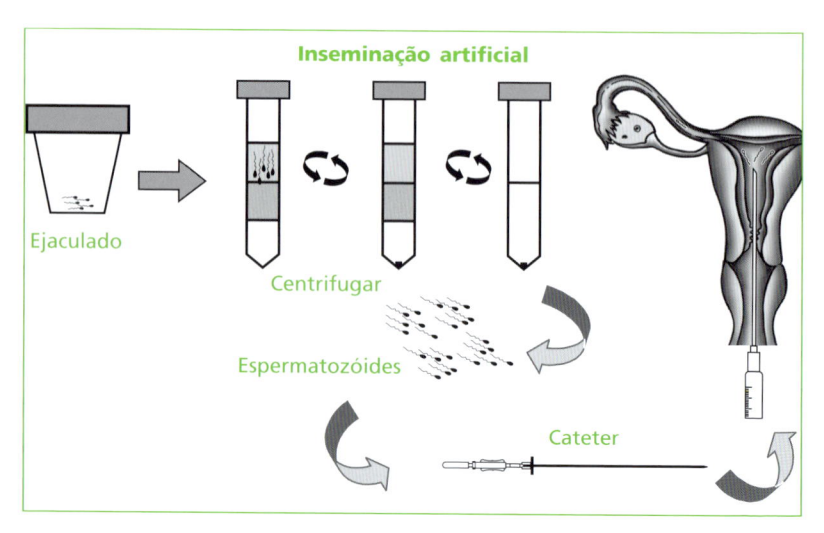

Inseminação artificial

Ejaculado → Centrifugar → Espermatozóides → Cateter

Reprodução assistida

Como é realizado o preparo dos espermatozóides?

Em uma relação sexual, só os espermatozóides penetram no útero; o líquido espermático é eliminado pela vagina após a relação. O esperma é constituído pelo líquido espermático e espermatozóides. Esse líquido transporta os espermatozóides do aparelho genital masculino até a vagina e neutraliza a acidez natural feminina.

Em um procedimento de inseminação artificial, o esperma é avaliado quanto à concentração, motilidade e morfologia, podendo ser preparado no laboratório de maneiras diferentes. Todos os métodos de preparo objetivam a concentração de um grande número de espermatozóides viáveis e capacitados, ou seja, aptos a fecundar o oócito, concentrados em uma suspensão isenta de impurezas e em meio adequado para a sua sobrevivência. Uma das técnicas de preparo seminal muito utilizada é a de diferentes gradientes de concentração, em que o ejaculado é colocado em contato com meios de cultura que possuem diferentes gradientes de concentração, sofrendo, logo após, um processo de centrifugação. Este possibilita a separação dos espermatozóides do restante do líquido espermático. Aos espermatozóides separados é então adicionado um meio de cultura, agora para lavagem. Após uma nova centrifugação, esses espermatozóides tornam-se viáveis para serem introduzidos na mulher.

Como é realizado o procedimento propriamente dito?

Um cateter muito fino, estéril e descartável, acoplado a uma seringa contendo a amostra preparada, é introduzido até o interior do útero. Quando o cateter é retirado, não ocorre refluxo da amostra e a paciente pode retomar suas atividades normais depois de alguns minutos de repouso.

A fertilização ocorre na tuba uterina e se dá pelo encontro dos espermatozóides depositados na cavidade, que percorrem o útero em direção à tuba, e do oócito, captado pela tuba no momento de sua expulsão do ovário. Ocorrendo a entrada de um espermatozóide em um oócito, um zigoto será formado e percorrerá a tuba uterina em direção ao útero. Durante esse trajeto, o zigoto passará por divisões, tornando-se um embrião que, ao chegar no útero, poderá ou

Fertilização *in vitro*

não ser implantado. Caso o embrião não consiga se implantar, ocorrerá a menstruação. Ocorrendo a implantação, esse embrião seguirá seu desenvolvimento, e o teste de gravidez (beta-HCG) será realizado 14 dias após o procedimento, terá resultado positivo.

Quais são as chances de gravidez na inseminação intra-uterina?

Apesar de a inseminação ser realizada no momento da ovulação e com um sêmen de boa qualidade ou melhorado ao máximo, a chance real de gestação gira em torno de 30%.

Qual seria a vantagem do casal em submeter-se inicialmente ao procedimento de inseminação intra-uterina quando se trata de uma infertilidade sem causa aparente?

A técnica de IIU é potencialmente um atalho para várias etapas que influenciam no processo de reprodução. Quando se está diante de casais que apresentam sêmen adequado, permeabilidade tubária comprovada e reserva ovariana preservada, a IIU deve preceder a execução de técnicas mais complexas de reprodução assistida.

Quantas vezes deve-se tentar a inseminação intra-uterina?

O número dependerá de cada caso, e vários fatores devem ser levados em consideração. Habitualmente, são realizados três ciclos e, ao final, caso não se obtenha a gestação, o caso é reavaliado e outra estratégia pode ser tomada, utilizando-se técnicas mais complexas de reprodução assistida ou mesmo a persistência no tratamento.

Fertilização *in vitro*

A descoberta e a introdução da fertilização *in vitro* (FIV) para o tratamento da infertilidade foram os maiores passos para a medicina reprodutiva atual, sendo que o primeiro sucesso relatado ocorreu em 25 de julho de

Reprodução assistida

1978, com o nascimento de Louise Brown, na Inglaterra. Desde 1978, o campo da medicina reprodutiva testemunhou grandes avanços científicos e tecnológicos dentro das técnicas de reprodução assistida, ampliando a utilização dos métodos e possibilitando novos tratamentos.

A FIV foi desenvolvida inicialmente para o tratamento de mulheres com obstruções nas tubas uterinas (local onde normalmente ocorre a fertilização dos oócitos), mas hoje, além da obstrução tubária, ela é utilizada para solucionar outros problemas que levam à infertilidade, como endometriose, falha na inseminação após três tentativas, ovário policístico, entre outros.

A fertilização *in vitro* atualmente é conhecida também como FIV convencional, devido à introdução de novas técnicas. A FIV convencional consiste na retirada dos oócitos, localizados no interior dos folículos ovarianos, e na coleta de sêmen do parceiro, para posterior interação entre os gametas masculino e feminino, possibilitando a fertilização. Essas interações ocorrem no laboratório, fora do corpo da mulher.

~●Como é feita a fertilização *in vitro*?

Essa técnica envolve vários passos: a mulher inicia o tratamento com medicamentos para estimulação ovariana, para que seus ovários desenvolvam um maior número de folículos, o que torna possível a obtenção de um número razoável de oócitos, aumentando, assim, a chance de sucesso no tratamento do casal.

~●Quanto tempo dura a estimulação ovariana?

O processo de estimulação ovariana dura entre 10 e 15 dias, sendo necessário o acompanhamento do desenvolvimento dos folículos por meio de ultra-sonografia transvaginal.

~●Quando é realizada a coleta dos oócitos?

A coleta dos oócitos é feita entre 34 e 35 horas após a administração do hormônio luteinizante (LH). Um anestesista aplicará medi-

Fertilização *in vitro*

cações endovenosas (sedativos e analgésicos) que minimizarão o desconforto do procedimento. A paciente deve comparecer à clínica em jejum e, após estar relaxada, o médico efetuará a punção dos ovários via transvaginal, guiada pelo ultra-som. O líquido aspirado dos folículos será entregue ao laboratório para análise. Após a coleta dos oócitos, a paciente ficará em repouso na clínica até que esteja completamente acordada. Depois, voltará para casa. Poderá haver pequena perda sangüínea via vaginal, decorrente da punção, bem como cólicas discretas.

Quais são os cuidados após o procedimento?

Após a punção, a paciente é orientada a permanecer em casa durante o dia, em repouso relativo, não devendo dirigir automóvel durante esse dia. Se houver sangramento vaginal ou dores abdominais, deverá entrar em contato com seu médico assistente.

Após a punção de folículos, é utilizado algum medicamento?

Administra-se progesterona via vaginal a partir do dia em que os oócitos são coletados. Normalmente, as células da granulosa do folículo produzem progesterona após a ovulação. Durante a coleta dos oócitos, muitas dessas células podem ser removidas juntamente com os oócitos. Como a progesterona prepara o endométrio para a implantação embrionária, essa medicação será utilizada até o dia do teste de gestação. Se o teste for positivo, a paciente deverá manter a progesterona durante o primeiro trimestre.

Como é realizada a inseminação dos oócitos?

O número de oócitos recuperados está relacionado ao número de folículos que se desenvolveram em decorrência da medicação, bem como da acessibilidade dos ovários à punção. Mais de 95% das punções resultam na obtenção de pelo menos um oócito.

Reprodução assistida

O embriologista examinará no laboratório o líquido aspirado dos folículos e identificará os oócitos. Rotineiramente, são aspirados todos os folículos maduros, de forma a captar o máximo de oócitos possível. Nem sempre o folículo contém oócito e, raramente, um folículo pode conter mais de um. É importante determinar a maturidade dos oócitos para realizar a sua inseminação. O oócito só pode ser fertilizado em um curto intervalo de tempo, em torno de 12 a 24 horas. Se o oócito é muito imaturo ou pós-maturo, ele pode não ser capaz de ser fertilizado e de ter um desenvolvimento normal. Caso oócitos imaturos sejam obtidos, muitas vezes eles podem ser maturados em laboratório e inseminados mais tarde. O sêmen é geralmente obtido da coleta por meio de masturbação na manhã da coleta dos oócitos. Em situações raras, o laboratório poderá requerer uma segunda coleta. Portanto, é necessário avisar a equipe médica se o paciente for se ausentar da cidade após a coleta de sêmen. O laboratório prepara a amostra seminal de forma a selecionar os espermatozóides mais ativos para inseminar os oócitos. Os espermatozóides são colocados em contato com os oócitos em incubadora que mantém a temperatura, o pH, o nível de umidade e a concentração adequada de CO_2. Após 20 horas, o embriologista detectará, sob microscopia, quais oócitos foram fertilizados. Aproximadamente 70% dos oócitos são fertilizados. Essa taxa pode ser mais baixa nos casais em que há fator masculino severo.

Em que consiste a transferência embrionária?

A transferência embrionária é geralmente realizada 48 a 72 horas após a coleta dos oócitos. Nesse momento, o médico irá conduzir um fino cateter através do colo introduzindo os embriões na cavidade uterina. Esse procedimento é totalmente guiado por ultra-som, e a paciente poderá visualizá-lo. Não é necessária anestesia para a transferência de embriões.

Muitos trabalhos mostram que as melhores taxas de gestação ocorrem quando se transferem até quatro embriões. A transferência de mais de quatro embriões torna maior a taxa de gestação múlti-

Fertilização *in vitro*

pla, o que aumenta os riscos para a mulher e para os fetos. Para os casos em que mais de quatro embriões se desenvolvem, pode-se realizar o congelamento dos excedentes. Isso permite guardar os embriões para transferência em outro momento.

● Se o casal tem receio de gestação múltipla, é possível transferir somente um embrião?

Sempre que mais de um embrião for transferido, haverá a chance de gestação múltipla. Na realidade, em torno de 25% dos nascimentos de fertilização assistida são gemelares, uma taxa acima da encontrada na população em geral (uma em cada 80 gestações). Gestações triplas e quádruplas também acontecem, embora sejam mais raras. Entretanto, a maioria dos nascimentos da reprodução assistida são únicos, e as chances de gestação aumentam à medida que aumenta o número de embriões transferidos, até um máximo de quatro por ciclo. A transferência de um único embrião é possível, porém as taxas de gestação poderão ser mais baixas.

● Quando é realizado o teste de gestação?

Realiza-se após 14 dias da coleta dos oócitos. Em algumas ocasiões, repete-se o teste em 48 horas. Se o teste for negativo, a paciente será instruída a suspender a progesterona.

● Como ocorrem as consultas de seguimento?

A equipe médica deve acompanhar a gestação durante todo o primeiro trimestre. Esse seguimento é muito importante para identificar abortamentos precoces ou gestações ectópicas e para aconselhar a paciente a respeito de possíveis gestações múltiplas.
Caso não tenha ocorrido gestação após o procedimento, a paciente deve marcar uma consulta de revisão para discutir os tratamentos futuros.

Reprodução assistida

> ● **As técnicas de fertilização assistida danificam os ovários?**

Não há provas sugerindo que a punção ovariana danifique os ovários. Um trabalho publicado demonstrou que mulheres que usaram medicações para induzir ovulação e não obtiveram gestação tiveram risco aumentado para câncer de ovário. Contudo, esse estudo não coletou informações sobre que tipos de drogas foram utilizadas, e o grupo-controle não foi selecionado adequadamente. As medicações utilizadas na reprodução vêm sendo prescritas há mais de 30 anos e vários estudos não sugerem riscos aumentados. Na maioria dos casos, a idade da menopausa não parece ser alterada após estimulação ovariana.

> ● **Existe um risco aumentado de defeitos ao nascimento utilizando técnicas de fertilização assistida?**

Não. O risco de anomalias congênitas em crianças nascidas pós-técnicas de fertilização assistida é o mesmo da população em geral.

> ● **Que profissionais fazem parte da equipe que trabalha com reprodução assistida?**

A equipe habilitada a trabalhar com reprodução assistida é composta por diversos profissionais, como ginecologistas, endocrinologistas, urologistas, enfermeiros, biólogos, psicólogos, assistentes sociais e nutricionistas.

> ● **Podem ser obtidas células-tronco de embriões que foram produzidos *in vitro*?**

Sim. Em clínicas de reprodução assistida, embriões são produzidos por diferentes técnicas de fertilização *in vitro*. Dos embriões produzidos, existe um número que pode ser transferido para a mãe,

Injeção intracitoplasmática de espermatozóide

que é de no máximo quatro, segundo as resoluções do Conselho Federal de Medicina no Brasil. Se, durante o processo de fertilização *in vitro*, mais do que quatro embriões forem produzidos, os excedentes serão congelados. Os embriões congelados podem vir a ser utilizados em novos processos de transferência para a mãe. Caso os genitores decidam não realizar novas transferências, os embriões poderão ser utilizados nas retiradas de células-tronco embrionárias destes ou ainda poderão ser doados e destinados à pesquisa.

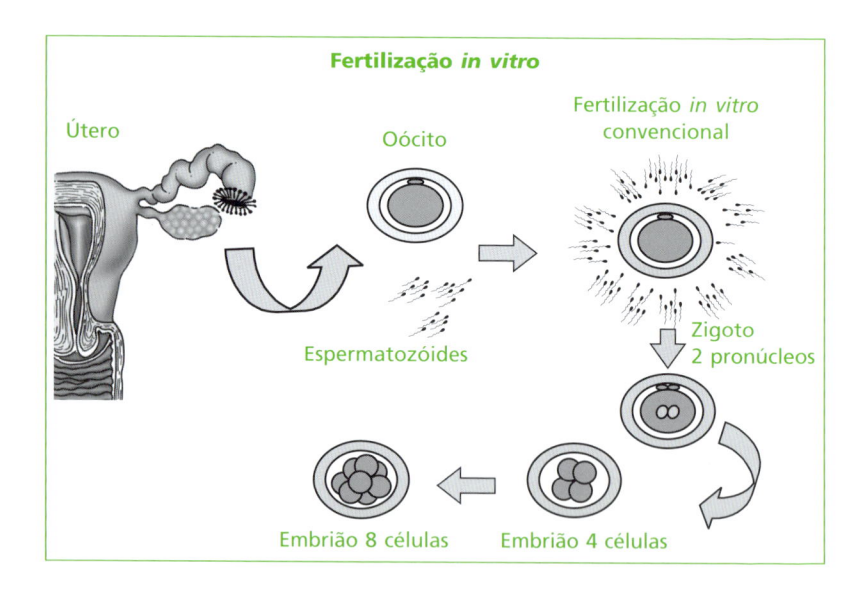

Fertilização *in vitro*

Útero — Oócito — Fertilização *in vitro* convencional — Espermatozóides — Zigoto 2 pronúcleos — Embrião 8 células — Embrião 4 células

Injeção intracitoplasmática de espermatozóide

No final da década de 80, muitas técnicas de reprodução assistida foram desenvolvidas buscando auxiliar casais inférteis nos quais os métodos tradicionais e a fertilização *in vitro* convencional não haviam sido eficazes ou não poderiam ser utilizados. Em julho de 1992, foi publicada a primeira gestação obtida após a utilização de uma nova técnica para formação dos embriões, a ICSI.

A ICSI consiste na injeção de um único espermatozóide no citoplasma do oócito. Esse procedimento é indicado, principalmente, nos casos de fator masculino severo, quando a quantidade e/ou quali-

Reprodução assistida

dade dos espermatozóides é muito baixa ou ausente na ejaculação. A ICSI é uma técnica recente, que proporciona aos homens portadores de alterações severas, os quais anteriormente recorriam aos bancos de sêmen, a oportunidade de gerar um filho. Para a realização da ICSI são usados equipamentos, conhecidos como "micromanipuladores", acoplados a um microscópio invertido. O embriologista prepara uma placa com meio adequado, onde são colocados os oócitos e os espermatozóides capacitados (ver FIV) separadamente. Em uma das extremidades do micromanipulador, é colocado um pequeno capilar de vidro (micropipeta) muito fino, estéril e descartável, preparado para segurar o oócito no momento da injeção do espermatozóide. Na outra extremidade, é posicionado um capilar muito semelhante ao anterior, também estéril e descartável, o qual é preparado para capturar o espermatozóide. Com essas duas micropipetas, o embriologista imobiliza e captura um espermatozóide e segura o oócito. Após esse movimento, pode-se injetar o espermatozóide dentro do citoplasma do oócito. Esse espermatozóide injetado possui, na maioria das vezes, a capacidade de fertilizar o oócito. A partir desse momento, as avaliações de fertilização e clivagem acontecem como na FIV convencional.

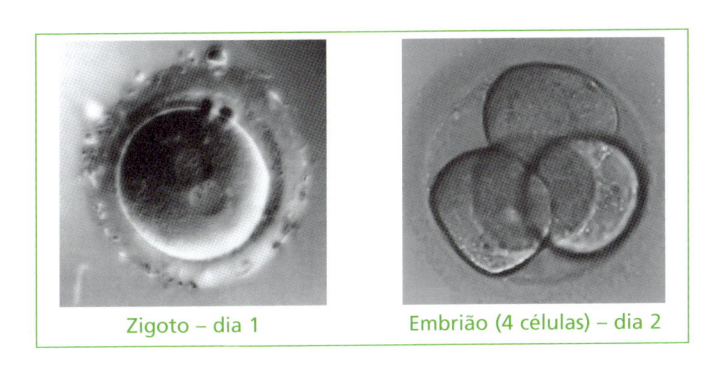

Zigoto – dia 1   Embrião (4 células) – dia 2

O emprego da ICSI difere da FIV convencional basicamente em dois pontos: enquanto na FIV o mecanismo de seleção e interação entre os gametas, assim como a penetração do espermatozóide no oócito, ocorrem "naturalmente", na ICSI o espermatozóide é selecionado e injetado no citoplasma do oócito pelo embriologista.

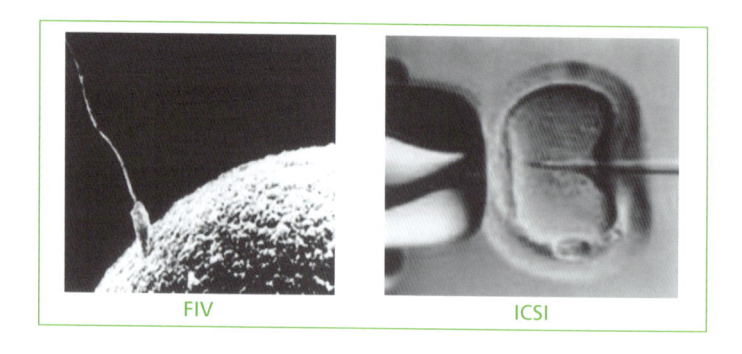

Diagnóstico genético pré-implantacional

FIV / ICSI

A indicação para a realização da ICSI está geralmente associada a um fator masculino, mas outros fatores como falha de fertilização na FIV convencional podem encaminhar o casal para utilização dessa técnica.

A ICSI tem sido amplamente utilizada nos casos em que os pacientes foram vasectomizados ou possuem algum tipo de obstrução para o trajeto dos espermatozóides. Em causas masculinas severas nas quais há ausência de espermatozóides no ejaculado, outros procedimentos para obtenção de gametas masculinos são necessários. A punção de epidídimo ou a biópsia testicular podem ser utilizadas, dependendo da causa. Como são necessários poucos espermatozóides para realização da ICSI, esses meios de obtenção contemplam pacientes que possuam poucos espermatozóides obtidos a partir desses procedimentos.

Injeção intracitoplasmática de espermatozóides

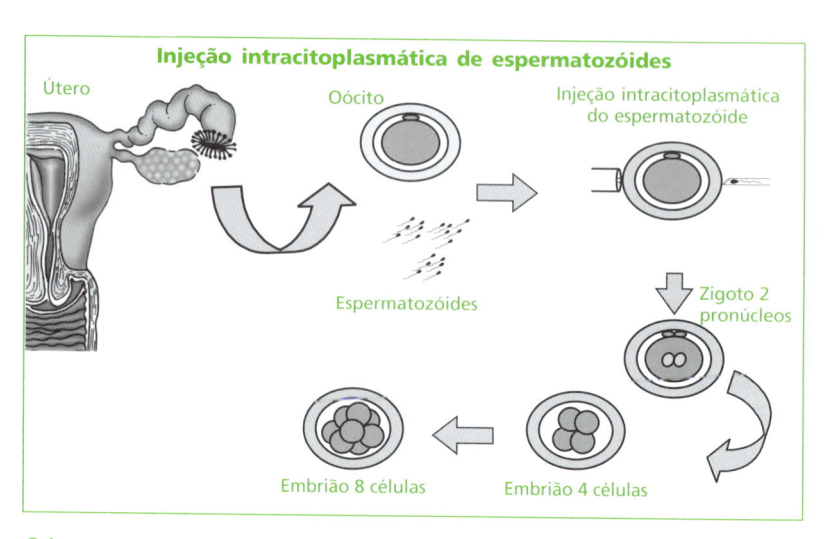

Útero — Oócito — Injeção intracitoplasmática do espermatozóide — Espermatozóides — Zigoto 2 pronúcleos — Embrião 4 células — Embrião 8 células

Diagnóstico genético pré-implantacional

Um dos principais fatores de perdas gestacionais em reprodução humana e em fertilização *in vitro* é a alta incidência de anormalidades genéticas que podem originar-se de problemas como disjunções cromossômicas nos oócitos ou nos embriões. Algumas causas, entre elas alterações genéticas, idade materna avançada e falha na receptividade uterina, parecem estar diretamente envolvidas no processo de implantação. Como identificar anormalidades genéticas e outras mutações nos embriões humanos?

O diagnóstico genético pré-implantacional (PGD) permite a análise genética dos embriões antes de sua transferência para a cavidade uterina. A idéia do PGD emergiu por volta de 1960, com a identificação do sexo de coelhos por meio de células do embrião no estágio blastocisto, mas somente foi possível após os recentes avanços do campo da fertilização *in vitro*.

A técnica consiste na retirada com micropipeta de um ou mais blastômeros (célula embrionária), não havendo comprometimento no desenvolvimento do embrião. A constituição cromossômica desses blastômeros pode ser analisada por hibridização fluorescente *in situ* (FISH – *Fluorescent In Situ Hybridization*) ou por reação em cadeia de polimerase (PCR – *Polymerase Chain Reaction*). A PCR permite detectar defeitos genéticos envolvendo um único gene, tais como fibrose cística, anemia falciforme, doença de Tay-Sachs e outras doenças comuns com alterações genéticas.

Alterações cromossômicas numéricas e constitucionais podem ser determinadas por meio da FISH, assim como o sexo dos embriões, usando sondas específicas para os diferentes cromossomos. A identificação de problemas cromossômicos pode selecionar os embriões com melhor capacidade de implantação e de desenvolvimento normal.

A primeira aplicação clínica do PGD foi relatada em 1990, com a primeira gravidez obtida após a biópsia de blastômeros. A aplicação dessa técnica gerou controvérsias, porém, após o relato da primeira gestação com uso do PGD, o número de casos de diagnóstico pré-implantação tem aumentado constantemente. A estatística mundial dos casos de PGD mostra taxas de gravidez de 26% por transferência embrionária.

Congelamento de oócitos – Congelamento de sêmen

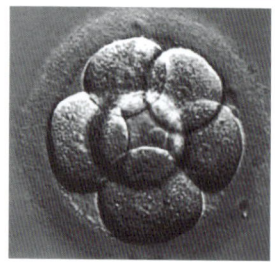

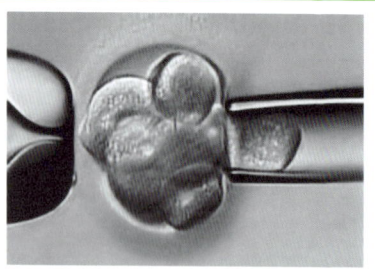

Embrião (8 células)   Retirada do blastômero

Congelamento de oócitos

É uma técnica em que os oócitos ou pequenos fragmentos de ovário são coletados e congelados para uso futuro. A fim de que se consiga obter oócitos para congelamento, é necessário que a paciente receba medicações indutoras da ovulação e que seja realizada a punção dos folículos ovarianos. Já quando se congela fragmentos de tecido ovariano, estes são obtidos por laparoscopia.

Quando a mulher pode recorrer ao congelamento de oócitos?

Essa técnica permite que mulheres congelem seus oócitos para que sejam utilizados mais tarde, quando talvez sua reserva ovariana não mais lhes permita engravidar espontaneamente. As mulheres que mais têm participado desse programa são pacientes jovens que terão de submeter-se à quimioterapia para tratamento de câncer e aquelas que desejam postergar a maternidade. As taxas de fertilização e gestação desses oócitos após descongelamento ainda são consideradas baixas.

Para congelar oócitos, é necessário que a paciente seja submetida ao protocolo de estimulação ovariana para punção de folículos, como descrito anteriormente.

Reprodução assistida

Congelamento de sêmen

O sêmen pode ser coletado e congelado para uso futuro. Geralmente esse procedimento está indicado para pacientes com câncer que irão submeter-se à quimioterapia ou radioterapia, para prevenir a infertilidade decorrente desses tratamentos.

Como funcionam os bancos de sêmen no Brasil?

No Brasil, os bancos de sêmen realizam uma triagem para doadores voluntários. São realizados exames para avaliar a qualidade do sêmen e excluir infecções sexualmente transmissíveis, como sífilis, hepatites, HIV, entre outras. Após exames negativos, as coletas de sêmen são armazenadas e catalogadas com as características físicas do doador, como cor de olhos, cabelos, estatura, peso e tipo sangüíneo, mas o anonimato da amostra é mantido.

Quem pode utilizar os bancos de sêmen?

As amostras de sêmen são geralmente utilizadas por casais inférteis, quando o homem não apresenta espermatozóides disponíveis para as técnicas de reprodução assistida ou quando o homem é portador de alguma desordem genética com alta probabilidade de aparecimento na prole.

Congelamento de embriões

Embriões excedentes de boa qualidade podem ser congelados e mantidos a uma temperatura de -196°C. Esses embriões congelados podem ser mantidos por um tempo indefinido, mas o consentimento deverá ser renovado anualmente pelo casal.

Ovodoação

A criopreservação ou congelamento de embriões oferece aos pacientes muitas vantagens, como a de proporcionar uma segunda ou terceira oportunidade de transferência embrionária sem que a paciente precise submeter-se novamente à estimulação ovariana e à coleta de oócitos. Contudo, assim como o sêmen congelado, os embriões podem não sobreviver ao processo de congelamento e descongelamento, e aqueles que são transferidos apresentam taxas de implantação inferiores aos embriões frescos.

● Como ocorre a transferência de embriões congelados?

A transferência de embriões congelados pode ser feita por meio da monitorização ultra-sonográfica de um ciclo espontâneo. Após a documentação da ovulação, os embriões serão transferidos, da mesma forma que na fertilização *in vitro* convencional. Naquelas pacientes que não menstruam, a transferência embrionária será feita em um ciclo artificial suplementado com estradiol e progesterona.

Ovodoação

Nos últimos anos, com a padronização das técnicas de FIV e com o desenvolvimento da ICSI, ficou claro que o fator preditivo mais importante para o sucesso das técnicas de reprodução assistida é a idade da mulher. Para pacientes abaixo de 30 anos, índices de sucesso de 30 a 50% por oócito recuperado podem ser esperados. Para pacientes acima de 40 anos, as taxas de sucesso variam de 5 a 15%. Oócitos de mulheres jovens possuem grande potencial de fertilização, e é esse potencial que é utilizado na ovodoação.

Nesse tipo de terapia, oócitos de uma mulher doadora são fertilizados com o sêmen do marido da paciente (receptora), e os embriões formados são transferidos para o útero da receptora. Os oócitos da doadora são estimulados e recuperados utilizando a técnica de fertilização *in vitro*. A ovodoação costuma ser compartilhada, ou seja, a doadora também necessita realizar FIV para obter gestação, geralmente por fator masculino ou tubário, e doará metade dos seus oócitos para

Reprodução assistida

uma receptora. Esse processo de doação é anônimo, não havendo conhecimento entre os casais.

As doadoras são selecionadas pela clínica e apresentarão semelhança física com a receptora, como cor de olhos e cabelos, cor de pele, estatura e peso, bem como similaridade de tipo sangüíneo. Também serão triadas para problemas genéticos na família e, caso eles existam, serão desligadas do programa de doação. Sempre são realizados exames de triagem para infecções sexualmente transmissíveis, como hepatite B, sífilis, AIDS e hepatite C.

Quais são as melhores candidatas à doação de oócitos?

Mulheres com idade inferior a 35 anos, saudáveis, com histórico genético familiar negativo, sem causa ovariana para infertilidade.

Quais são as melhores candidatas à recepção de oócitos?

1. Mulheres com falência ovariana, a qual pode ser devida a uma variedade de causas, como radioterapia, quimioterapia, remoção cirúrgica dos ovários ou doenças que levem à falência ovariana.
2. Mulheres portadoras de genes para doenças severas que querem diminuir a chance de transmissão para a prole.
3. Mulheres cuja idade avançada diminuiu significativamente seu potencial de fertilidade.
4. Mulheres que tiveram embriões de má qualidade em ciclos prévios de FIV.

Após seleção de doadora e receptora compatíveis, ocorrerá uma sincronização dos ciclos menstruais das duas pacientes, de forma que as menstruações ocorram nas mesmas datas. A doadora realizará o protocolo de fertilização *in vitro* previamente descrito, e a receptora receberá medicações que prepararão seu útero para a implantação dos embriões. No dia da coleta dos oócitos da doadora, tanto o seu marido quanto o da receptora realizarão

Investigação

coletas de sêmen, em horários diferentes, para inseminação dos oócitos. Os embriões das duas pacientes serão transferidos, conforme protocolo já descrito.

Gestação substitutiva

Algumas mulheres têm malformações uterinas ou realizaram cirurgia para retirada do útero, mas possuem ovários saudáveis. Dessa forma, ovulam, mas não conseguem engravidar porque lhes falta o útero para albergar a gestação. A solução para esse problema está em um útero substituto, de outra mulher, que receba os embriões e genes para essas mulheres.

Nesses casos, o Conselho Federal de Medicina recomenda que o útero seja de parentes próximas, como de mãe ou irmãs.

6 Abortamento de repetição

Define-se abortamento de repetição (AR) como três ou mais abortos espontâneos antes de 20 semanas de gestação. Estima-se que aproximadamente 1% das gestantes já tiveram pelo menos dois abortos espontâneos anteriores.

➤● Quais são as principais causas de abortos de repetição?

1. Fatores genéticos. Nos casais que apresentam AR, há maior probabilidade de existir algum defeito cromossômico. Assim, o casal deve realizar um estudo cromossômico colhendo sangue para a realização do cariótipo. A chance de que um dos dois apresente alguma alteração cromossômica é de 3 a 8%. A alteração mais comumente encontrada é a translocação balanceada, na qual todos os cromossomos estão presentes, porém dispostos de maneira diferente do habitual. Entretanto, o cariótipo detecta apenas alterações numéricas ou estruturais nos cromossomos. Outros defeitos, como alterações em um único gene, não são detectados pelo cariótipo e também podem ser responsáveis por AR.
Se o cariótipo revela uma anormalidade em um dos membros do casal, o que pode ser oferecido é a fertilização assistida com a realização de diagnóstico genético pré-implantacional (PGD). Nessa técnica, uma célula é retirada do embrião para estudo e, caso haja alteração cromossômica, esse embrião não será transferido para o útero materno.

2. Fatores anatômicos. As anormalidades uterinas são diagnosticadas em 9 a 16% das mulheres que apresentam AR. Dependendo do tipo de anomalia uterina, pode haver redução da vascularização uterina ou distorção da cavidade, o que impede o adequado desenvolvimento da gestação. As condições anatômicas mais freqüentemente associadas com AR são útero septado, aderências ou sinéquias uterinas e miomas submucosos.
O diagnóstico dessas alterações pode ser feito utilizando a ultra-sonografia transvaginal, a histerossalpingografia, a histerossonossalpingografia e a ressonância magnética. A histeroscopia também é uma forma de avaliar a cavidade uterina, embora mais invasiva, e pode ser utilizada para tratar várias dessas anormalidades, como desfazer aderências e septos uterinos, bem como retirar pólipos e miomas submucosos.
3. Fatores hormonais e endócrinos. Diabetes malcontrolado e doenças da tireóide podem ser responsáveis por AR. A insuficiência de corpo lúteo tem sido apontada como a mais importante causa endocrinológica de abortamento. Sabe-se que, após a ovulação, o ovário produz progesterona, hormônio necessário para a implantação do embrião no endométrio. Quando existe uma deficiência nessa produção, tem-se uma insuficiência de fase lútea, o que pode causar abortamentos. O diagnóstico é feito por meio de biópsia do endométrio e dosagens hormonais (progesterona, prolactina e hormônio tireoidiano). O tratamento é feito com a administração de progesterona via vaginal, oral ou intramuscular após a ovulação, mantendo-o durante o primeiro trimestre de gestação.
4. Fatores imunológicos. A associação entre AR e causas imunológicas é bastante controversa em termos de diagnóstico e tratamento. O fator imunológico que parece estar mais associado a AR é a síndrome dos antifosfolipídeos, na qual a presença de anticorpos anticoagulantes lúpicos e anticardiolipinas pode alterar o sítio de implantação do embrião, cau-

Abortamento de repetição

sando dano vascular e abortamento. Outros anticorpos e outras desordens trombofílicas, que causam distúrbios de coagulação, também têm sido implicados em AR, mas seu papel definitivo sobre as perdas fetais ainda permanece controverso. O tratamento dos fatores imunológicos consiste na administração de baixa dose de aspirina e heparina (anticoagulante injetável) durante toda a gestação.

A avaliação de um casal que se apresenta com abortamentos de repetição pode ser realizada em, no máximo, dois meses. Felizmente, após o diagnóstico, o tratamento resulta em taxas de sucesso de aproximadamente 85%.

7 Aconselhamento genético

Qual é a importância do aconselhamento genético?

Casais com dificuldades para engravidar freqüentemente perguntam sobre riscos genéticos. Isso se deve basicamente a dois fatores. O primeiro é que muitos desses casais já experimentaram abortamentos espontâneos anteriormente e têm medo de que esse fato possa estar relacionado a alguma causa genética. O segundo é que muitas mulheres que estão investigando infertilidade têm mais de 35 anos, o que aumenta o risco de desordens cromossômicas.

Freqüentemente, os casais chegam ao consultório com muitos questionamentos sobre o que é possível fazer para se sentirem mais seguros quanto à normalidade de sua gestação. Antes de tudo, é necessário entender os princípios básicos da genética e da hereditariedade.

O que é um cromossomo?

O cromossomo é uma estrutura que contém material genético encontrada no núcleo de todas as células. Cada célula humana possui 46 cromossomos, dispostos em pares, formando 23 pares. Os pares 1 até 22 constituem os autossomos, e o par 23 é chamado de cromossomo sexual (XX ou XY). As mulheres são 46,XX, e os homens, 46,XY.

Aconselhamento genético

O que é um gene?

O gene é uma unidade hereditária que está dentro dos cromossomos e contém uma seqüência de DNA.

O que é uma mutação?

Mutação é uma alteração permanente na seqüência de DNA. As mutações podem ser esporádicas, chamadas mutações "de novo", e/ou familiares.

Quais são as indicações mais comuns para se realizar uma entrevista visando à avaliação genética?

1. História familiar para doenças hereditárias, como fibrose cística, síndrome de Marfan, neurofibromatose, entre outras.
2. Parentesco entre o casal.
3. Gestação anterior de uma criança com malformações.
4. Gestação anterior de uma criança com atraso no desenvolvimento neurológico ou autismo.
5. Abortamentos de repetição.
6. Idade materna avançada (mulheres com 35 anos ou mais).
7. Alterações fetais detectadas pela ultra-sonografia.

O que é diagnóstico genético pré-natal?

É uma avaliação cujo objetivo é estabelecer o risco que uma gestação tem de ser afetada por desordens genético-cromossômicas. Oferece-se essa informação ao casal na fase inicial da gestação.

Aconselhamento genético

> ● Qual é a indicação mais comum para diagnóstico genético pré-natal?

A indicação mais comum é idade materna acima de 35 anos.

> ● O diagnóstico genético pré-natal pode detectar todos os tipos de anormalidades no bebê?

Não. Embora muitas das desordens cromossômicas, bem como um grande número de desordens causadas por genes, já sejam avaliadas, ainda existem doenças que não podem ser detectadas pelo diagnóstico genético pré-natal.

> ● Quais testes estão disponíveis para diagnóstico genético pré-natal?

Existem dois tipos de testes: os não-invasivos e os invasivos.

Testes não-invasivos

1. Marcadores bioquímicos: dosagens realizadas no sangue materno, que permitem identificar mulheres com risco aumentado de terem um bebê com síndrome de Down, trissomia do 18 e defeitos de tubo neural.
2. Ultra-sonografia de alta resolução: a ultra-sonografia avalia parâmetros morfológicos, como a medida da translucência nucal e a presença de osso nasal no feto, e detecta alterações anatômicas que podem estar associadas com desordens genéticas e cromossômicas.

Testes invasivos

1. Amniocentese: consiste na coleta de líquido amniótico com uma agulha fina, sob controle ecográfico, entre 16 e 20 semanas de

Aconselhamento genético

gestação. O líquido amniótico contém células fetais que são cultivadas para uma variedade de testes genéticos. O risco de abortamento associado ao procedimento é de 0,5 a 1%.
2. Biópsia de vilo corial: consiste na coleta de material placentário, com uma agulha fina, sob controle ecográfico, geralmente entre 10 e 12 semanas de gestação. O risco de perda fetal associado ao procedimento é de 1 a 2%. Em torno de 2% dos resultados obtidos por biópsia de vilo corial deverão ser confirmados posteriormente por amniocentese.
3. Cordocentese: nesse procedimento, sangue do cordão umbilical é coletado sob controle ecográfico para estudo genético. A cordocentese é feita a partir de 19 semanas de gestação, e o índice de perda fetal é de 2 a 3%.

●O que é diagnóstico genético pré-implantacional?

O diagnóstico genético pré-implantacional consiste na retirada de uma ou duas células de embriões obtidos por técnica de fertilização *in vitro*. Essas células são testadas para desordens cromossômicas e genéticas. Os embriões com alterações não são transferidos para o útero materno.

8 Métodos diagnósticos por imagem em medicina reprodutiva

O diagnóstico por imagem tem um papel fundamental no manejo da infertilidade conjugal. O raio X, a ultra-sonografia, a tomografia computadorizada e a ressonância magnética são utilizadas, dependendo do caso, para avaliar a anatomia e a resposta dos órgãos pélvicos aos tratamentos empregados.

Uma avaliação ultra-sonográfica deve ser realizada em todas as pacientes inférteis antes de se iniciar algum tratamento. É um método não-invasivo que avalia a função e a morfologia uterina e ovariana, detectando várias patologias pélvicas.

Ovários policísticos, cistos ovarianos, pólipos endometriais e, ocasionalmente, gestações precoces, miomas, hidrossalpinges e alterações na cavidade uterina também podem ser diagnosticados pelo ultra-som.

No manejo das pacientes inférteis, ela é utilizada desde a investigação das causas da infertilidade, passando pela avaliação da reserva ovariana, monitorização do crescimento folicular, coleta de oócitos, até a transferência embrionária. Pode ser utilizada em associação com contrastes, como no caso da histerossonografia, ou com recursos adicionais, como o Doppler colorido e a ultra-sonografia tridimensional.

Ultra-som em reprodução assistida

Monitorização da resposta ovariana

Durante o processo de indução da ovulação, o ovário é estimulado a produzir folículos que são avaliados pela ultra-sonografia transvaginal. O múltiplo desenvolvimento folicular é analisado, e o número e a dimensão dos folículos são determinados com relativa facilidade.

Geralmente, os folículos são medidos em dois diâmetros internos, calculando-se o diâmetro médio de cada um. A monitorização do crescimento folicular pode ser iniciada a partir do 6º ou 8º dia do ciclo menstrual e deve seguir até a maturação folicular. Os folículos crescem aproximadamente 2 mm por dia; 18 a 23 mm de diâmetro médio é o tamanho esperado para folículos maduros.

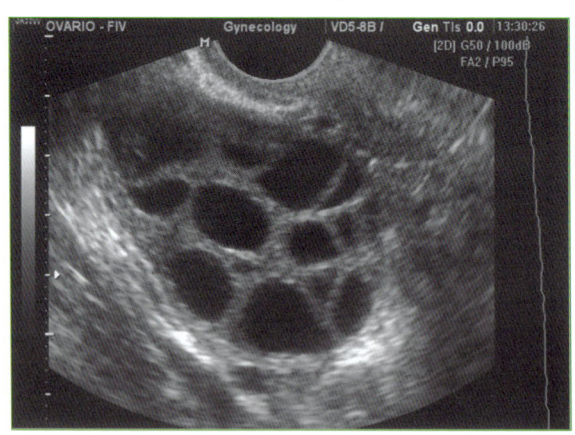

Ovário contendo múltiplos folículos

Monitorização da resposta endometrial

A espessura do endométrio é avaliada juntamente com o desenvolvimento dos folículos. O endométrio adquire um aspecto trilaminar no período pré-ovulatório. A espessura do endométrio deve aumentar no decorrer do ciclo, e o padrão trilaminar do endométrio desaparece após a ovulação, período no qual o endométrio encontra-se na fase secretora, sob a ação do hormônio progesterona.

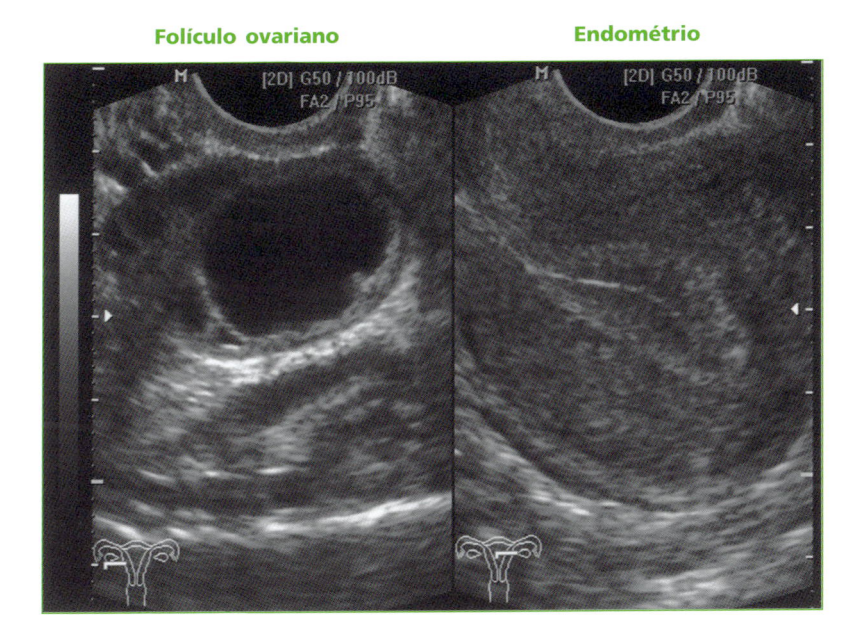

Folículo ovariano   **Endométrio**

Captação de oócitos guiada pelo ultra-som

Nos ciclos de fertilização *in vitro,* a coleta de oócitos é realizada sob orientação da ultra-sonografia transvaginal. Uma guia é acoplada no transdutor transvaginal, e a agulha de punção é dirigida até o interior do ovário. Sob visão em tempo real, os folículos são totalmente aspirados, e o material é encaminhado ao laboratório. Geralmente se utiliza sedação anestésica para o procedimento.

Ultra-som em reprodução assistida

Punção de ovário guiada pelo ultra-som

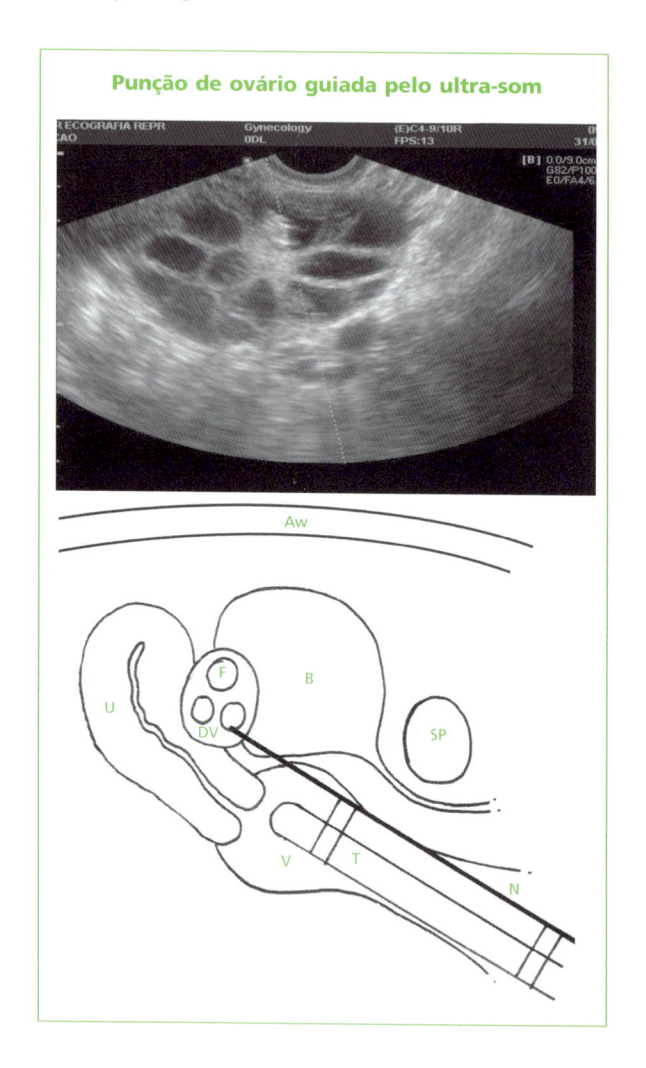

Transferência embrionária

A ultra-sonografia é de grande auxílio nessa importante etapa, sendo realizada via abdominal. Recomenda-se que a paciente esteja com a bexiga semidistendida, pois a presença de uma quantidade moderada de urina melhora a visualização da cavidade uterina. É introduzido um cateter através do canal cervical até o meio da cavidade uterina. O ultra-som permite que a localização exata do cateter seja determinada. Alguns trabalhos relatam que o uso do ultra-som nas transferências tem melhorado as taxas de gestação.

Ultra-som com Doppler

O uso do ultra-som com Doppler tem melhorado a avaliação das pacientes inférteis. Esse procedimento analisa a vascularização dos tecidos, medindo a velocidade das hemácias no interior das artérias. Por meio de fórmulas matemáticas, os princípios físicos do ultra-som com Doppler são traduzidos em índices que analisam a qualidade do fluxo sangüíneo em determinado órgão.

O estudo da vascularização ovariana e uterina pelo Doppler permite uma análise mais completa da fisiologia do sistema reprodutivo. Recentes estudos mostraram que um índice de pulsatilidade da artéria uterina maior que 3,0 está associado a uma chance reduzida de gestação. Estudos sobre a vascularização subendometrial e folicular mostram uma relação direta entre a diminuição da vascularização e a diminuição da fertilidade.

Ultra-som tridimensional

A ultra-sonografia tridimensional atualmente tem sido utilizada em medicina reprodutiva. As imagens obtidas são analisadas em três planos ortogonais. Essa visão permite uma excelente análise espacial do órgão em questão (útero, ovário, cavidade, miomas). A avaliação das malformações uterinas é perfeitamente possível com o ultra-som tridimensional. A associação com a histerossonossalpingografia permite a realização da "histeroscopia virtual", na qual a cavidade é avaliada sob a suspeita de pólipos ou miomas submucosos. Atualmente, o benefício do ultra-som tridimensional tem sido avaliado na transferência embrionária.

Investigação

O ultra-som tridimensional transvaginal mostra maior acurácia na avaliação das malformações uterinas, do volume folicular e endometrial e permite diferenciar um útero septado de um útero bicorno, dispensando a necessidade da histerossalpingografia.

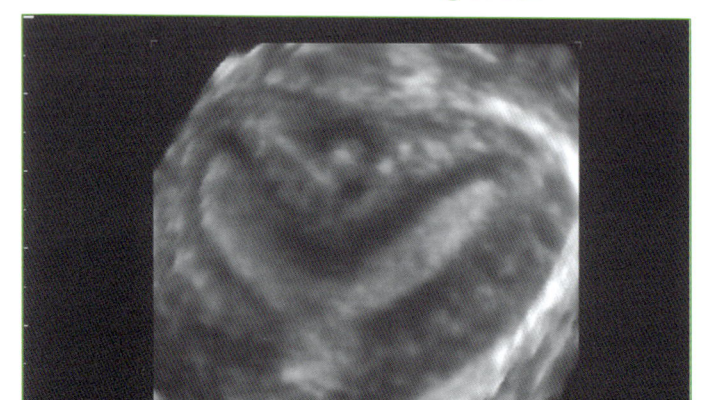

Útero bicorno – ultra-sonografia 3D

9 Aspectos psicológicos e infertilidade

A infertilidade causa grande impacto emocional sobre o casal. A habilidade de conceber e gestar uma criança está relacionada a conceitos de feminilidade e masculinidade, simbolizando o ciclo da vida e, mais do que o casamento, a entrada na vida adulta, com todas as responsabilidades que isso acarreta. Os casais que experienciam dificuldades para engravidar passam por uma série de sentimentos, os quais podem ser categorizados em depressão, culpa, isolamento social e raiva.

A infertilidade pode ser uma experiência bastante dolorosa para os casais. A maternidade é vista por grande parte das mulheres como um papel fundamental a ser desempenhado. Assim, quando existem dificuldades para conceber, surgem sentimentos de desvalia, baixa auto-estima e falha como ser humano. Quando fatores masculinos de infertilidade são diagnosticados, também os homens experimentam sentimentos de baixa auto-estima e com freqüência se sentem menos viris.

Além disso, quando um casal é diagnosticado como infértil, ocorre uma perda de controle sobre suas vidas. Em nossa cultura ocidental, acredita-se que tudo o que se quer será conseguido se houver empenho e trabalho. Subitamente, surge uma condição em que isso não se aplica, gerando sentimentos de frustração e impotência.

Sabe-se que os tratamentos para infertilidade podem ser física, emocional e financeiramente estressantes para o casal. É importante um suporte psicológico adequado, realizado por profissionais treinados, que acompanhe toda essa trajetória juntamente com o casal, ajudando-os a entender as várias etapas dos procedimentos. A maioria dos serviços de reprodução assistida disponibiliza profissionais da área da saúde mental para esse acompanhamento.

É importante explicitar algumas orientações que devem ser dadas aos casais inférteis no sentido de minorar o estresse que estão vivenciando. Essas medidas incluem o seguinte:

1. Manter sempre um canal aberto de comunicação com seu parceiro.
2. Procurar suporte psicoterápico, grupos de apoio e literatura especializada.
3. Utilizar técnicas de redução do estresse, como meditação ou ioga.
4. Evitar o consumo excessivo de cafeína e outros estimulantes.
5. Praticar exercícios regularmente para aliviar a tensão física e emocional.
6. Ler e informar-se a respeito de infertilidade e opções de tratamento.

Da mesma forma, os familiares também podem e devem ajudar, reforçando a importância do casal dentro das relações familiares e perguntando como eles gostariam que a questão da infertilidade fosse manejada pela família, de forma que essas decisões sejam respeitadas.

10 Adoção

A adoção é uma forma diferenciada de construção familiar, na qual existem diversos aspectos jurídicos, sociais e psicológicos implicados. É uma instituição milenar de criação de vínculos de filiação que, em cada época, respondeu às necessidades de cada sociedade.

Consideramos, no entanto, que a adoção é, acima de tudo, um ato jurídico e psicológico, que constitui a mais importante modificação do estado das pessoas, sendo, portanto, inalienável, intransferível e irrevogável. Esse ato somente é legítimo pela autorização da lei, através do controle do Estado.

Quem pode adotar? Como é o processo de habilitação para adoção?

Atualmente, com os avanços da ciência, a adoção não é mais o único recurso para que um casal com dificuldade para engravidar possa ter um filho. A reprodução assistida surgiu como uma alternativa cada dia mais acessível de concretizar esse projeto. Observamos que hoje a decisão pela procura do filho adotivo demora cerca de dez anos a mais para os casais que passaram por procedimentos de reprodução assistida do que para aqueles que procuraram a adoção diretamente.

Na verdade, poucos são os atributos dos candidatos à adoção exigidos pela lei brasileira. O Estatuto da Criança e do Adolescente (ECA) – art. 43 – expõe que todos os cidadãos brasileiros acima de 18 anos de idade, independentemente de estado civil, mantendo a diferença mínima de 16 anos entre adotante e ado-

Adoção

tado, podem se candidatar à adoção. O art. 44 acrescenta que a adoção somente será deferida quando apresentar reais vantagens para o adotando, for fundada em motivos legítimos e quando se supor que entre o adotante e o adotado se estabelecerá um vínculo semelhante ao de filiação.

Considerando esta última prerrogativa, as equipes de adoção em nosso país, ligadas ao judiciário e compostas por assistentes sociais e psicólogos, ocupam-se dos processos de habilitação para adoção. Esses profissionais deverão conhecer os candidatos, avaliando sua real motivação para a adoção, buscando evitar problemas futuros nas relações familiares.

Todos os aspectos que envolvem a adoção serão então analisados com profundidade: estrutura e dinâmica familiar dos adotantes; expectativas com relação ao futuro; capacidade de estabelecer e manter vínculos afetivos; adaptação ao trabalho e satisfação obtida com este; envolvimento com crianças e capacidade de obter prazer com elas; como foi ou é vivida a infertilidade; eventual luto por filho biológico, abortamentos de repetição ou perda das funções reprodutoras; crenças e valores com relação à adoção; condições socioeconômicas com estabilidade suficiente para permitir o atendimento das necessidades básicas do adotando.

Uma vez realizado o estudo psicossocial, e se a decisão da equipe for pela aptidão dos candidatos, esta deverá emitir parecer por meio de laudo fundamentado que será encaminhado ao Ministério Público e ao Juiz da Infância e da Juventude, os quais opinarão quanto à inserção no cadastro de pretendentes à adoção. Com a sentença de habilitação, os candidatos podem adotar em todo o Território Nacional.

● Quem são as crianças a serem adotadas?

Uma criança só será candidata à adoção quando todas as possibilidades de reinserção familiar forem esgotadas. Sendo assim, o juiz decretará a perda do poder parental por meio de sentença transitada em julgado, após processamento regular e contraditório, assegurando à família de origem o amplo direito de defesa. Os casos de perda estão regulados no Código Civil, bem como decorrentes do descumprimento injustificado dos deveres e obrigações que constam no ECA.

Esse procedimento de averiguação e decisão sobre a origem e o destino de cada criança é o motivo da demora dos processos judiciais e, conseqüentemente, da disponibilidade jurídica dessa criança para a adoção.

Cada vez mais, a realidade das crianças disponíveis para adoção constitui-se de exposição a situações de violência, de rompimento de laços afetivos de forma continuada, de dificuldades em função de, porventura, serem portadoras de necessidades especiais, e em função do relacionamento com os grupos de irmãos. Seu perfil faz com que a exigência com relação aos pais adotivos seja cada vez maior em termos de desprendimento do "filho idealizado" e construção do "filho possível". A trajetória de busca pela adoção inclui em seu percurso um reposicionamento dos candidatos à adoção com relação às suas expectativas.

Como acontece o processo de interação pais-filhos na adoção?

Após o estágio de convivência determinado pelo ECA, o adotado passa à condição de filho do adotante, por se tratar de um ato jurídico de direito privado. Por meio desse ato jurídico, surgem vínculos idênticos aos que resultam da geração biológica, passando a ter efeitos no patrimônio e no nome, por este ser um ato irrevogável.

Diferentemente de outros tempos, a sociedade tem visto as famílias adotivas com o mesmo *status* e potencial de qualquer outra família, causando grande satisfação nos pais e filhos adotivos. Portanto, as novas gerações de pais adotivos estão conscientes da importância de revelar ao seu filho, precocemente, sua origem, baseando a interação na verdade. Dessa forma, oferecem à criança ferramentas para que ela se defenda de possíveis ataques à sua identidade. Esse manejo entre pais e filhos fortalece as relações e eleva a auto-estima da criança.

Adoção

● Como adotar?

O ECA apresenta normas específicas a respeito do pedido de adoção e o domicílio dos candidatos é o referencial para inscrição.
Para tanto, deve-se procurar o Foro mais próximo da comarca onde o casal reside para entrega da documentação que iniciará o processo de habilitação.
No caso de candidatos estrangeiros, o procedimento é o mesmo. Os serviços respectivos de seu país de origem deverão ser buscados para o início de sua habilitação.

● Onde se pode obter mais informações?

- *Site* da Infância e da Juventude de Porto Alegre: http://www.tj.rs.gov.br
- Autoridade Central do Brasil: www.presidencia.gov.br/sedh/
- Serviço Social Internacional: www.iss-ssi.org
- Convenção de Haya: www.hcch.net

11 Ética e reprodução

No Brasil só existe uma Resolução do Conselho Federal de Medicina (Resolução 1358 de 1992) que estabelece alguns critérios sobre os procedimentos então existentes de Reprodução Assistida. Existem alguns projetos de lei, mas nenhuma lei aprovada sobre o assunto.

> **Em procedimentos que utilizam sêmen de doador, a identidade desta pessoa pode ser conhecida pelos receptores?**

Não. A Resolução CFM 1358/92 estabelece que essa doação é anônima, ou seja, que a identidade do doador deve ser preservada. Em alguns países, essa identidade pode ser revelada à criança que foi gerada, quando esta atingir a maioridade e desejar saber a sua origem. A revelação da identidade do doador permite a essa pessoa conhecer a sua linhagem, mas não caracteriza vínculo familiar nem qualquer direito a questões patrimoniais.

> **Casais homossexuais podem ser submetidos a procedimentos?**

A Resolução 1358/92 estabelece que as técnicas de reprodução assistida são procedimentos médicos que devem ser utilizados apenas em situações de infertilidade. A demanda desse tipo de procedimento por casais homossexuais não caracteriza um problema de infertilidade, mas sim a busca de exercer um direito reprodutivo. A Resolução não proíbe especificamente esse tipo de solicitação. Essas questões devem ser avaliadas uma a uma, como são analisadas as solicitações de adoção.

Até quando é possível congelar embriões?

No Brasil, não existe qualquer prazo pré-estabelecido sobre a duração do período de congelamento de embriões. Em alguns países, esse prazo foi estabelecido em cinco anos; em outros, até que o casal, especialmente a mulher, tenha ainda idade reprodutiva. A lei de biossegurança estabeleceu um prazo de três anos para que fosse possível a doação de embriões para fins de pesquisa, desde que já estivessem congelados até 2005. Tecnicamente, não há um critério que possa ser utilizado para estabelecer um prazo máximo de congelamento. O importante é discutir adequadamente as diferentes possibilidades, antes de aceitar ou propor o congelamento de embriões.

É possível doar oócitos no Brasil?

Sim, no Brasil é possível doar oócitos, desde que não haja um caráter comercial nesse procedimento.

É possível doar sêmen no Brasil?

A doação de sêmen é possível de ser realizada no Brasil. Sempre deve ser preservado o caráter anônimo da doação. Existem bancos de sêmen que disponibilizam espermatozóides para uso em situações em que o fator masculino é o determinante da esterilidade. A doação de espermatozóides não pode ser configurada como uma relação comercial.

Ética e reprodução

> ● Quando o casal já conseguiu engravidar e ter um filho, mas ainda tem embriões congelados, é possível doar esses embriões?

Sim, é possível doar embriões. Essa situação, para o casal que recebe o embrião congelado, poderia ser equiparada a uma adoção pré-implantacional. Dessa forma, a identificação do casal doador deve ser preservada. Apenas podem ser conhecidos dados referentes à linhagem, sem que seja possível estabelecer vínculos posteriores. Essa doação deve ser uma decisão madura e compartilhada pelo casal, tendo bem clara a irreversibilidade desta ação.

> ● No Brasil, é possível utilizar a maternidade substitutiva como forma de reprodução assistida?

A maternidade substitutiva, que ficou conhecida popularmente no Brasil como "barriga de aluguel", é possível de ser realizada. Em alguns países, como nos Estados Unidos, é possível contratar uma mulher para que ela tenha uma gestação comercialmente, utilizando o embrião de um outro casal. No Brasil, é proibida a realização comercial desse procedimento. A pessoa que irá se oferecer para ter a gestação do embrião de um outro casal, de acordo com o que estabelece a Resolução 1358/92, deve ter um vínculo familiar com a mãe genética. Se esse procedimento for mantido no âmbito da família, como prevê a regra brasileira, é possível que haja constrangimento entre as "potenciais gestantes". Deve ser sempre preservada a liberdade das pessoas em aceitar ou negar a sua participação. Outra possibilidade é a de que possam se estabelecer novos tipos de vinculação entre as pessoas envolvidas e o filho gerado. Desde o ponto de vista ético, este procedimento é bastante complexo. Todas as pessoas envolvidas devem decidir com base no conjunto de possibilidades e com liberdade, sabendo, inclusive, que esse procedimento também tem a possibilidade de não resultar em uma gestação a termo.

Ética e reprodução

> ● Como fica a questão da privacidade na área da reprodução assistida?

Os procedimentos de reprodução assistida têm os mesmos cuidados éticos que os demais tratamentos médicos. Todas as informações obtidas ou utilizadas nesses procedimentos são preservadas. Os profissionais de saúde envolvidos têm um dever de confidencialidade para com os participantes. Isso significa que eles, a mulher ou o casal, é que estabelecem os limites de revelação. Isso é importante de ser destacado para lembrar que, muitas vezes, pela novidade ou pela ansiedade que esses procedimentos geram, as pessoas envolvidas revelam a situação de forma indiscriminada para muitas outras, sejam familiares, colegas de trabalho, amigos, etc. Essa revelação pode acarretar desconfortos futuros, quando, por exemplo, um procedimento não atinge os resultados esperados. Da mesma forma, essa questão é fundamental para o futuro da criança gerada. O casal deve pensar antes sobre a questão da revelação ou não da utilização de técnicas de reprodução assistida. O importante é planejar adequadamente o manejo e a liberação dessas informações que devem ser sempre reconhecidas como de caráter privado.

12 Hábitos de vida e fertilidade

Entender a relação entre hábitos saudáveis e fertilidade é importante, uma vez que vários casais podem proteger sua saúde reprodutiva apenas mudando sua rotina.

As causas de queda do potencial de fertilidade, passíveis de reversão, vão desde o uso de certos tipos de medicamentos a estados de estresse, drogas e dieta alimentar. Esses fatores podem implicar alterações transitórias do potencial de fertilidade.

> Como uma alimentação equilibrada pode colaborar com a fertilidade?

Manter um hábito alimentar saudável pode ser difícil, mas é necessário para que o organismo permaneça em equilíbrio, melhorando, assim, a fertilidade. Como outras funções vitais de nosso corpo, a reprodução é, em parte, dependente das vitaminas e minerais.

A deficiência de vitamina B6, por exemplo, causa desequilíbrio hormonal, síndrome pré-menstrual, acne pré-menstrual e depressão. Estudos têm mostrado que a vitamina E e o zinco possuem um importante papel no desenvolvimento do espermatozóide. O zinco, além de ser o principal mineral contido no sêmen, também

Hábitos de vida e fertilidade

aumenta a fertilidade feminina, especialmente quando combinado com a vitamina B6.

Outra vitamina que melhora significativamente a concentração e a motilidade dos espermatozóides é a vitamina C, que também atua na função ovariana e no desenvolvimento dos oócitos. Como ela também tem a propriedade de proteger o corpo contra muitas substâncias tóxicas, pois é um antioxidante, protege o sistema reprodutivo de homens e mulheres expostos a agentes nocivos.

Reduzir a ingestão de açúcar, carboidratos refinados, gordura animal, e aumentar a quantidade de frutas e vegetais pode ser um bom começo para casais que pretendem engravidar.

Como o estresse, o álcool e as drogas podem contribuir com a infertilidade?

Várias evidências colocam o estresse como um importante fator no declínio da fertilidade. Já foi demonstrado que, em amostras de sêmen de homens sob estresse, há menor volume ejaculado e alterações morfológicas, quando comparadas às amostras de homens não-estressados. Além disso, o estresse causa no homem uma tendência à impotência sexual, em associação com outros fatores de risco, como hipertensão, diabetes e doenças cardiovasculares. Esse fator também pode ter influência na mulher, alterando a ovulação e a menstruação.

Álcool e drogas podem, também, reduzir temporariamente a qualidade do sêmen. Anti-hipertensivos, antimicóticos e anfetaminas induzem à astenospermia (baixa motilidade) e podem provocar oligozoospermia (produção baixa de espermatozóides). Tanto as drogas medicinais quanto as drogas como maconha, opiáceos e álcool, por exemplo, alteram a função testicular diretamente ou suprimem a secreção de gonadotrofinas (hormônio luteinizante – LH –, hormônio folículo-estimulante – FSH), gerando deficiência de androgênio ou parada da espermatogênese.

Hábitos de vida e fertilidade

O cigarro pode afetar a fertilidade? Como?

Pesquisas mostram que fumar é danoso para os ovários da mulher, e o grau de dano depende da quantidade de cigarros e do tempo de exposição ao fumo. A nicotina e outros elementos químicos do cigarro interferem na capacidade do corpo de criar estrógeno, um hormônio que regula a ovulação, e podem fazer com que os oócitos da mulher estejam mais sujeitos a anormalidades genéticas.

Em homens fumantes, a nicotina pode levar a oligozoospermia ou azoospermia (ausência de espermatozóides).

Quais são os danos que os radicais livres podem trazer ao sistema reprodutor?

Os radicais livres são espécies altamente reativas ao oxigênio e têm sido implicados no desenvolvimento de mais de uma centena de doenças que afetam todos os órgãos do corpo, desde as doenças cardiovasculares à doença de Parkinson.

Os antioxidantes ajudam a defender o corpo da agressão dos radicais livres, sendo que muitas doenças têm sido associadas a níveis baixos desses elementos.

O controle dos níveis de antioxidantes no sêmen pode permitir a detecção de deficiências e auxiliar, assim, no tratamento da infertilidade com suplementos antioxidantes.

Os pesticidas influenciam a infertilidade?

Pesticidas nocivos, como o DDT e seu metabólito, DDE, foram proibidos em vários locais do mundo, mas o uso e os efeitos causados por eles continuam. O DDT é um inseticida usado na agricultura e contra mosquitos. Possui efeitos estrogênicos e antiandrogênicos, assim como efeitos sobre a percepção. Os pesticidas têm sido vinculados à infertilidade, ao aborto espon-

Hábitos de vida e fertilidade

tâneo e ao câncer de mama. O DDT ainda persiste no meio ambiente, acumulado no tecido adiposo e na cadeia alimentar. Além disso, o efeito da alimentação na fertilidade está cada vez mais claro, visto que os alimentos contaminados com agrotóxicos têm contribuído em grande parte com a infertilidade e particularmente com a queda na contagem de espermatozóides.

Como a acupuntura pode ajudar na fertilidade?

Antiga terapia que surgiu na China há mais de 2.000 anos, a acupuntura consiste na inserção de agulhas em pontos específicos do corpo. A teoria da medicina tradicional chinesa diz que esses pontos são conexões com vias de energia (meridianos) que correm pelo corpo e a técnica ajudaria a manter esse fluxo energético natural.

Apesar das evidências, é necessário um maior número de pesquisas para analisar os benefícios da acupuntura sobre a fertilidade feminina. Porém, estudos afirmam que mulheres que tentam engravidar podem ser beneficiadas pela acupuntura. Redução do estresse, aumento do fluxo sangüíneo para os órgãos reprodutivos e auxílio na normalização da ovulação são propriedades da técnica para a preservação da fertilidade feminina.

Anexo

Resolução do Conselho Federal de Medicina

No Brasil, até o momento, não há legislação específica para reprodução assistida. Assim, o Conselho Federal de Medicina, em novembro de 1992, decidiu em sessão plenária pela resolução abaixo descrita, a qual tem norteado os aspectos éticos e científicos na área da reprodução assistida no Brasil.

Resolução do CFM 1992

Resolução do CFM 1992 **REPRODUÇÃO ASSISTIDA** RESOLUÇÃO CFM nº 1.358/92. O CONSELHO FEDERAL DE MEDICINA, no uso das atribuições que lhe confere a Lei nº 3.268, de 30 de setembro de 1957, regulamentada pelo Decreto 44.045, de 19 de julho de 1958, e CONSIDERANDO a importância da infertilidade humana como um problema de saúde, com implicações médicas e psicológicas, e a legitimidade do anseio de superá-la; CONSIDERANDO que o avanço do conhecimento científico já permite solucionar vários dos casos de infertilidade humana; CONSIDERANDO que as técnicas de Reprodução Assistida têm possibilitado a procriação em diversas circunstâncias em que isto não era possível pelos procedimentos tradicionais; CONSIDERANDO a necessidade de harmonizar o uso dessas técnicas com os princípios da ética médica; CONSIDERANDO, finalmente, o que ficou decidido na Sessão Plenária do Conselho Federal de Medicina realizada em 11 de novembro de 1992; RESOLVE:

Resolução do Conselho Federal de Medicina

Art. 1º - Adotar as NORMAS ÉTICAS PARA A UTILIZAÇÃO DAS TÉCNICAS DE REPRODUÇÃO ASSISTIDA, anexas à presente Resolução, como dispositivo deontológico a ser seguido pelos médicos.

Art. 2º - Esta Resolução entra em vigor na data da sua publicação. São Paulo - SP, 11 de novembro de 1992. IVAN DE ARAÚJO MOURA FÉ, Presidente; HERCULES SIDNEI PIRES LIBERAL Secretário-Geral. Publicada no D.O.U dia 19.11.92- Seção I Página 16053. NORMAS ÉTICAS PARA A UTILIZAÇÃO DAS TÉCNICAS DE REPRODUÇÃO ASSISTIDA

I. Princípios gerais

1. As técnicas de Reprodução Assistida (RA) têm o papel de auxiliar na resolução dos problemas de infertilidade humana, facilitando o processo de procriação quando outras terapêuticas tenham sido ineficazes ou ineficientes para a solução da situação atual de infertilidade.
2. As técnicas de RA podem ser utilizadas desde que exista probabilidade efetiva de sucesso e não se incorra em risco grave de saúde para a paciente ou o possível descendente.
3. O consentimento informado será obrigatório e extensivo aos pacientes inférteis e doadores. Os aspectos médicos envolvendo todas as circunstâncias da aplicação de uma técnica de RA serão detalhadamente expostos, assim como os resultados já obtidos naquela unidade de tratamento com a técnica proposta. As informações devem também atingir dados de caráter biológico, jurídico, ético e econômico. O documento de consentimento informado será em formulário especial, e estará completo com a concordância, por escrito, da paciente ou do casal infértil.
4. As técnicas de RA não devem ser aplicadas com a intenção de selecionar o sexo ou qualquer outra característica biológica do futuro filho, exceto quando se trate de evitar doenças ligadas ao sexo do filho que venha a nascer.

5. É proibida a fecundação de oócitos humanos, com qualquer outra finalidade que não seja a procriação humana.
6. O número ideal de oócitos e pré-embriões a serem transferidos para a receptora não deve ser superior a quatro, com o intuito de não aumentar os riscos já existentes de multiparidade.
7. Em caso de gravidez múltipla, decorrente do uso de técnicas de RA, é proibida a utilização de procedimentos que visem à redução embrionária.

II. Usuários das técnicas de RA

1. Toda mulher, capaz nos termos da lei, que tenha solicitado e cuja indicação não se afaste dos limites desta Resolução, pode ser receptora das técnicas de RA, desde que tenha concordado de maneira livre e consciente em documento de consentimento informado.
2. Estando casada ou em união estável, será necessária a aprovação do cônjuge ou do companheiro, após processo semelhante de consentimento informado.

III. Referente as clínicas, centros ou serviços que aplicam técnicas de RA

As clínicas, centros ou serviços que aplicam técnicas de RA são responsáveis pelo controle de doenças infecto-contagiosas, coleta, manuseio, conservação, distribuição e transferência de material biológico humano para a usuária de técnicas de RA, devendo apresentar como requisitos mínimos:

1. um responsável por todos os procedimentos médicos e laboratoriais executados, que será, obrigatoriamente, um médico;
2. um registro permanente (obtido por meio de informações observadas ou relatadas por fonte competente) das gestações, nascimentos e malformações de fetos ou recém-nascidos, provenientes das diferentes técnicas de RA aplicadas na unidade em

apreço, bem como dos procedimentos laboratoriais na manipulação de gametas e pré-embriões;
3. um registro permanente das provas diagnósticas a que é submetido o material biológico humano que será transferido aos usuários das técnicas de RA, com a finalidade precípua de evitar a transmissão de doenças.

IV. Doação de gametas ou pré-embriões

1. A doação nunca terá caráter lucrativo ou comercial.
2. Os doadores não devem conhecer a identidade dos receptores e vice-versa.
3. Obrigatoriamente será mantido o sigilo sobre a identidade dos doadores de gametas e pré-embriões, assim como dos receptores. Em situações especiais, as informações sobre doadores, por motivação médica, podem ser fornecidas exclusivamente para médicos, resguardando-se a identidade civil do doador.
4. As clínicas, centros ou serviços que empregam a doação devem manter, de forma permanente, um registro de dados clínicos de caráter geral, características fenotípicas e uma amostra de material celular dos doadores.
5. Na região de localização da unidade, o registro das gestações evitará que um doador tenha produzido mais que 2 (duas) gestações, de sexos diferentes, em uma área de 1.000.000 de habitantes.
6. A escolha dos doadores é de responsabilidade da unidade. Dentro do possível deverá garantir que o doador tenha a maior semelhança fenotípica e imunológica e a máxima possibilidade de compatibilidade com a receptora.
7. Não será permitido ao médico responsável pelas clínicas, unidades ou serviços, nem aos integrantes da equipe multidisciplinar que nelas prestam serviços, participarem como doadores nos programas de RA.

Anexo

V. Criopreservação de gametas ou pré-embriões

1. As clínicas, centros ou serviços podem criopreservar espermatozóides, oócitos e pré-embriões.
2. O número total de pré-embriões produzidos em laboratório será comunicado aos pacientes, para que se decida quantos pré-embriões serão transferidos a fresco, devendo o excedente ser criopreservado, não podendo ser descartado ou destruído.
3. No momento da criopreservação, os cônjuges ou companheiros devem expressar sua vontade, por escrito, quanto ao destino que será dado aos pré-embriões criopreservados, em caso de divórcio, doenças graves ou de falecimento de um deles ou de ambos, e quando desejam doá-los.

VI. Diagnóstico e tratamento de pré-embriões

As técnicas de RA também podem ser utilizadas na preservação e no tratamento de doenças genéticas ou hereditárias, quando perfeitamente indicadas e com suficientes garantias de diagnóstico e terapêutica.

1. Toda intervenção sobre pré-embriões *in vitro*, com fins diagnósticos, não poderá ter outra finalidade além da avaliação de sua viabilidade ou detecção de doenças hereditárias, sendo obrigatório o consentimento informado do casal.
2. Toda intervenção com fins terapêuticos, sobre pré-embriões *in vitro*, não terá outra finalidade que não seja a de tratar uma doença ou impedir sua transmissão, com garantias reais de sucesso, sendo obrigatório o consentimento informado do casal.
3. O tempo máximo de desenvolvimento de pré-embriões *in vitro* será de 14 dias.

VII. Sobre a gestação de substituição (doação temporária do útero)

As clínicas, centros ou serviços de reprodução humana podem usar técnicas de RA para criarem a situação identificada como gestação de substituição, desde que exista um problema médico que impeça ou contra-indique a gestação na doadora genética.

1. As doadoras temporárias do útero devem pertencer à família da doadora genética, em um parentesco até o segundo grau, sendo os demais casos sujeitos à autorização do Conselho Regional de Medicina.
2. A doação temporária do útero não poderá ter caráter lucrativo ou comercial.

Índice

A

Abortamento de repetição 71-73
   fatores anatômicos 72
   fatores genéticos 71
   fatores hormonais e
        endócrinos 72
   fatores imunológicos 72-73
Aconselhamento genético 75
   cromossomo 75
   diagnóstico genético pré-
        implantacional 78
   diagnóstico genético
        pré-natal 76
     detecção de anormalidades 77
     indicação 77
     testes 77
       biópsia de vilo corial 78
       cordocentese 78
       invasivos 77-78
       não-invasivos 77
   gene 76
   importância 75
   indicações 76
   mutação 76
Adoção 87-90
   como adotar 90
   como obter informações 90
   crianças para adoção 88-89
   processo de habilitação
        para 87-88
   processo de interação pais-filhos 89
   público-alvo 87
Aspectos psicológicos e
        infertilidade 85-86
   apoio da família 86
   auxílio profissional 85
   estresse emocional 85
   orientações aos casais 86

C

Congelamento de embriões 67-68
   realização do procedimento 68
   vantagens e desvantagens 67
Congelamento de oócitos 66
   indicação 66
   realização do procedimento 66
   taxas de fertilização 66
Congelamento de sêmen 67
   indicação 67
   bancos de sêmen 67
      público-alvo 67

D

diagnóstico genético pré-
        implantacional
        65, 78
   aconselhamento genético 78
   avanços 65

Índice

estatísticas 65
indicação 64-65
processo de implantação 64
realização do procedimento 65

E

Ética e reprodução 91-94
  identidade do doador 91
  casais homossexuais 91-92
  congelamento de embriões 92
  doação de oócitos 92
  doação de sêmen 92
  doação de embriões 93
  maternidade substitutiva 93, 103-104
  privacidade 94

F

Fertilização *in vitro* 56-62
  avanços 56
  células-tronco 61-62
  coleta de oócitos 57-58
  consultas de seguimento 60
  cuidados pós-procedimento 58
  danos ao ovário 61
  desenvolvimento 57
  equipe de profissionais 61
  estimulação ovariana 57
  gestação múltipla 60
  inseminação dos oócitos 58-59
  medicamento 58
  realização do procedimento 57
    punção de folículos 57-58
  risco para defeitos ao nascimento 61
  teste de gestação 60

transferência embrionária 59

G

Gestação substitutiva 70, 93, 103-104

H

Hábitos de vida 95-98
  acupuntura 98
  álcool 96
  alimentação equilibrada 95-96
  cigarro 97
  drogas 96
  estresse 96
  pesticidas 97-98
  radicais livres 97

I

Infertilidade 15-17
  investigação 16-17
    exames 16
    histerossalpingografia 17
    etapas 16
    vídeo-histeroscopia 17
    videolaparoscopia 17
  principais causas 15-16
    fatores desconhecidos 15
    fatores hormonais 15
    fatores masculinos 15
    fatores tubo-peritoneais 15
    incidência homem / mulher 16
Infertilidade feminina 19-38
  causas 20-38
    alterações hormonais 20
    câncer 36

aumento da expectativa de vida 37
taxas de gestação 37
congelamento de embriões 37-38
congelamento de oócitos 37-38
congelamento de tecido ovariano 37-38
tratamento 36-37
radioterapia / quimioterapia 37
doença inflamatória pélvica 26-29
cirurgia plástica nas tubas alteradas 28
pacientes sem indicação 28-29
complicações 27
e gestação ectópica tubária 27
e infertilidade 27
fertilização *in vitro* 29
hidrossalpinge e retirada das tubas 29
incidência 26
métodos diagnósticos 28
histerossalpingografia 28
histerossonossalpingografia 28
laparoscopia 28
indicação 28
ultra-sonografia transvaginal 28
ocorrência 26
prevenção 27
sinais e sintomas 26
tratamento 26

endometriose 30-34
classificação 32
e exame laparoscópico 32
e infertilidade 34
exames complementares 31
exames de sangue 32
fertilização assistida 34
sinais e sintomas 31
tratamento 33
duração 33-34
medicamentoso 33
objetivos 33
idade e reprodução 20-24
abortamento espontâneo 23
adiamento da gestação 20-21
capacidade reprodutiva 22
declínio da fertilidade 21-22
estradiol 23
hormônio folículo-estimulante e 3º dia do ciclo 22-23
índices de gestação 23-24
inibina-B 23
ovodoação 68
ligadura tubária e reversão 29-30
taxas de sucesso 29-30
exames necessários 30
menopausa precoce 36
causas 36
miomatose uterina 34-35
cirurgia 35
classificação 34
e infertilidade 35
futuras gestações 35
tratamento 35
síndrome dos ovários policísticos 24-25
critérios diagnósticos 24

Índice

e fertilidade 25
  indução da ovulação e riscos 25
  percentual de casos 25
  tratamento e gravidez 25
fisiologia da reprodução
  feminina 19
Infertilidade masculina 39
  análise do sêmen 40
    espermograma 40
      coleta 41
      tratamento e resultados 41
  causas 40
    alterações espermáticas 42-43
      azoospermia obstrutiva 42
      azoospermia não-obstrutiva 42
      métodos diagnósticos 42-43
        biópsia testicular 42-43
        exames gerais 42
      reprodução assistida 43
    alterações genéticas 43-44
      diagnóstico 44
        coleta de sangue 44
        disgenesia gonadal mista e genótipo XYY 43
        microdeleção no cromossomo Y 43
        cariótipo 44
      síndrome de Klinefelter 43
      trissomia do 21 43
    alterações hormonais 41
      avaliação 41
      deficiência de GnRH 41
      deficiência de LH e FSH 41
      deficiência do hormônio do crescimento 41
      excesso de estrogênio 41
      hiperprolactinemia 41
      hipertireoidismo 41
      hipotireoidismo 41
    alterações imunológicas 44-45
      anticorpos antiespermatozóides 44
      identificação da causa 44-45
      infertilidade sem causa aparente 45
      tratamento 45
    câncer 48-49
      alteração nos espermatozóides 49
      amostras de sêmen congelado 49
      congelamento de espermatozóides 48
      de testítulo 48
      doença de Hodgkin 48
      infertilidade temporária 48
      leucemias 48
      quimioterapia/radioterapia 48
    cirurgias 47-48
      cirurgia de próstata 47
      reprodução assistida
      vasectomia 47
        reversão 47
        taxas de sucesso 48
    infecções sexualmente transmissíveis 45-46
      causas 46
      detecção 46
      ocorrência 45
    varicocele 46
      diagnóstico 46
      e infertilidade 46
      ocorrência 46
      tratamento 46

Índice

fisiologia da reprodução masculina 39-40
Infertilidade sem causa aparente 45, 51-52
   anticorpos antiespermatozóide 45
   evolução natural da 51
   inseminação artificial 55
   mecanismos envolvidos 51
   opções terapêuticas 52
Injeção intracitoplasmática de espermatozóide 62-64
   avanços 62
   diferenças em relação à FIV convencional 63
   indicação 64
   realização do procedimento 62-63
Inseminação artificial 53
   chances de gravidez 55
   coleta do sêmen 54
   definição 53
   indicação 54
   infertilidade sem causa aparente 56
   preparo dos espermatozóides 55
   realização do procedimento 55
   tentativas 56
   tipos 54

M

Métodos diagnósticos por imagem em medicina reprodutiva 79
   captação de oócitos guiada pelo ultra-som 81
   monitorização da resposta endometrial 80
   monitorização da resposta ovariana 80
   raio X 79
   tomografia computadorizada 79
   transferência embrionária 82
   ultra-som 79
      avaliação inicial 79
      acompanhamento da paciente 79
   ultra-som com Doppler 79, 83
   ultra-som tridimensional 79, 83

O

Ovodoação 68-69
   índices de sucesso 68-69
   realização do procedimento 68-69
   seleção de doadora 69
   seleção de receptora 69

P

Pré-embriões
   criopreservação 103
   diagnóstico e tratamento 103
   doação 102

R

Raio X 79
Reprodução assistida 53-69. *Localizar também pelo nome do procedimento.*
Resolução do Conselho Federal de Medicina 69, 99-104

Índice

clínicas, centros ou serviços que utilizam as técnicas de reprodução assistida 101-102
criopreservação de gametas ou pré-embriões 103
diagnóstico e tratamento de pré-embriões 103
doação de gametas ou pré-embriões 102
gestação de substituição 103-104

princípios gerais 100-101
usuários das técnicas de reprodução assistida 101

T

Tomografia computadorizada 79

U

Ultra-sonografia 28, 79, 82-83

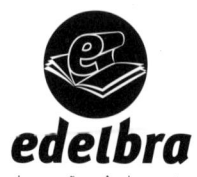

edelbra
Impressão e Acabamento
E-mail: edelbra@edelbra.com.br
Fone/Fax: (54) 3520-5000
IMPRESSO EM SISTEMA CTP